# 日本人の肥満2型糖尿病患者に対する減量・代謝改善手術に関するコンセンサスステートメント

監 修

日本肥満症治療学会　　　日本糖尿病学会　　　日本肥満学会

JN118924

編 集

日本人の肥満2型糖尿病患者に対する減量・代謝改善手術の
適応基準に関する3学会合同委員会

# 日本人の肥満2型糖尿病患者に対する減量・代謝改善手術の適応基準に関する3学会合同委員会

■委員（五十音順）
［日本肥満症治療学会］

| | |
|---|---|
| 佐々木章* | 岩手医科大学医学部 外科学講座 |
| 内藤　剛 | 北里大学医学部 下部消化管外科学 |
| 横手幸太郎 | 千葉大学大学院 医学研究院 内分泌代謝・血液・老年内科学 |

［日本糖尿病学会］

| | |
|---|---|
| 稲垣暢也 | 京都大学大学院医学研究科 糖尿病・内分泌・栄養内科学 |
| 益崎裕章 | 琉球大学大学院医学研究科 内分泌代謝・血液・膠原病内科学講座 |
| 綿田裕孝 | 順天堂大学大学院 代謝内分泌内科学 |

［日本肥満学会］

| | |
|---|---|
| 小川　渉 | 神戸大学大学院医学研究科 糖尿病・内分泌内科学部門 |
| 下村伊一郎 | 大阪大学大学院医学研究科 内分泌・代謝内科学 |
| 山内敏正 | 東京大学大学院医学系研究科 内科学専攻生体防御腫瘍内科学講座 |

＊合同委員会委員長

■委員補佐（五十音順）
［日本肥満症治療学会］

| | |
|---|---|
| 石垣　泰 | 岩手医科大学医学部 内科学講座 糖尿病・代謝・内分泌内科分野 |
| 笠間和典 | 四谷メディカルキューブ 減量・糖尿病外科センター |
| 野崎剛弘 | 公立学校共済組合 九州中央病院メンタルヘルスセンター |

［日本糖尿病学会］

| | |
|---|---|
| 島袋充生 | 福島県立医科大学 糖尿病内分泌代謝内科学講座 |
| 藤倉純二 | 京都大学大学院医学研究科 糖尿病・内分泌・栄養内科学 |
| 宮塚　健 | 順天堂大学大学院 代謝内分泌内科学 |

［日本肥満学会］

| | |
|---|---|
| 庄嶋伸浩 | 東京大学大学院医学系研究科 内科学専攻生体防御腫瘍内科学講座 |
| 西澤　均 | 大阪大学大学院医学研究科 内分泌・代謝内科学 |
| 廣田勇士 | 神戸大学大学院医学研究科 糖尿病・内分泌内科学部門 |

# 利益相反に関して

　日本肥満症治療学会・日本糖尿病学会・日本肥満学会合同委員会では，委員および執筆協力者と企業との間の経済的関係につき，以下の基準で過去3年間の利益相反状況の申告を得た.

〈利益相反開示項目〉　該当する場合は具体的な企業名（団体名）を記載. 該当しない場合は「該当なし」を記載する.
1．企業や営利を目的とした団体の役員，顧問職の有無と報酬額（1つの企業・団体からの年間100万円以上）
2．株の保有と，その株式から得られる利益（1つの企業の年間の利益が100万円以上，あるいは当該株式の5％以上を保有する場合）
3．企業や営利を目的とした団体から支払われた特許使用料（1つの特許使用料が年間100万円以上）
4．企業や営利を目的とした団体から会議の出席（発表，助言など）に対し，研究者を拘束した時間・労力に対して支払われた日当，講演料など（1つの企業・団体からの年間の講演料が合計50万円以上）
5．企業や営利を目的とした団体がパンフレットなどの執筆に対して支払った原稿料（1つの企業・団体からの年間の原稿料が合計50万円以上）
6．企業や営利を目的とした団体が提供する研究費（1つの企業・団体から医学系研究（共同研究，受託研究，治験など）に対して申告者が実質的に使途を決定し得る研究契約金の総額が年間100万円以上）
7．企業や営利を目的とした団体が提供する奨学（奨励）寄附金（1つの企業・団体から申告者個人または申告者が所属する講座・分野または研究室に対して申告者が実質的に使途を決定し得る寄附金の総額が年間100万円以上）
8．企業などが提供する寄附講座に申告者らが所属している場合
9．研究とは直接に関係しない旅行，贈答品などの提供（1つの企業・団体から受けた報酬総額が年間5万円以上）

　日本肥満症治療学会・日本糖尿病学会・日本肥満学会合同委員会はすべて「肥満2型糖尿病への減量・代謝改善手術の適応に関するコンセンサスステートメント」の内容に関して，医療・医学の専門家あるいは専門医として，科学的および医学的公正さと妥当性を担保し，対象となる疾患の診療レベルの向上，対象患者の健康寿命の延伸・QOLの向上を旨として編集作業を行った. 利益相反の扱いに関しては，内科系関連学会の「医学系研究の利益相反（COI）に関する共通指針」に従った.
　申告された企業名は以下の通りである（対象期間は2018年1月1日～2020年12月31日）. 企業名は2021年5月現在の名称とした（五十音順）.

| 氏 名 | | ①報酬額 100万円以上 | ②株式の利益 100万円以上 or 5％以上保有 | ③特許使用料 100万円以上 | ④講演料 50万円以上 | ⑤原稿料 50万円以上 |
|---|---|---|---|---|---|---|
| | | ⑥研究費・助成金 100万円以上 | ⑦奨学（奨励）寄附金 100万円以上 | ⑧寄附講座 100万円以上 | ⑨旅費, 贈答品 5万円以上 | |

〈理事長〉

| 氏 名 | | ①報酬額 | ②株式の利益 | ③特許使用料 | ④講演料 | ⑤原稿料 |
|---|---|---|---|---|---|---|
| 龍野一郎 | 日本肥満症治療学会 | なし | なし | なし | ノバルティスファーマ, 武田薬品工業 | なし |
| | | なし | バイエル薬品, 武田薬品工業, 小野薬品工業 | なし | なし | |
| 植木浩二郎 | 日本糖尿病学会 | なし | なし | なし | 大日本住友製薬, MSD, 協和キリン, 第一三共, 日本ベーリンガーインゲルハイム, 武田薬品工業, ノボノルディスクファーマ, 田辺三菱製薬, アストラゼネカ, 小野薬品工業, サノフィ, アステラス製薬 | なし |
| | | アステラス製薬, ノボノルディスクファーマ, 日本イーライリリー, 日本ベーリンガーインゲルハイム, アボットジャパン, MSD | サノフィ, 日本ベーリンガーインゲルハイム, ノボノルディスクファーマ, 大日本住友製薬, 協和キリン, 武田薬品工業, 田辺三菱製薬, アステラス製薬, 第一三共, 小野薬品工業 | なし | なし | |
| 門脇 孝 | 日本肥満学会 | なし | なし | なし | MSD, アステラス製薬, アストラゼネカ, アボットジャパン, サノフィ, テルモ, ノボノルディクスファーマ, 小野薬品工業, 田辺三菱製薬, 日本イーライリリー, 日本ベーリンガーインゲルハイム, 武田薬品工業, 大日本住友製薬 | 武田薬品工業 |
| | | アストラゼネカ, 第一三共, 武田薬品工業 | アステラス製薬, キッセイ薬品工業, サノフィ, ノボノルディスクファーマ, 小野薬品工業, 大正富山医薬品, 第一三共, 田辺三菱製薬, 武田薬品工業, 大日本住友製薬 | MSD, ノボノルディスクファーマ, 興和創薬, 小野薬品工業, 田辺三菱製薬, 日本ベーリンガーインゲルハイム, 武田薬品工業, 朝日生命保険 | なし | |

〈第1分科会〉

| 氏 名 | | ①報酬額 | ②株式の利益 | ③特許使用料 | ④講演料 | ⑤原稿料 |
|---|---|---|---|---|---|---|
| 佐々木章 | 日本肥満症治療学会 | なし | なし | なし | コヴィディエンジャパン | なし |
| | | 小野薬品, アストラゼネカ, ノバルティスファーマ, 大塚製薬, 大鵬薬品, 中外製薬, 新日本科学 PPD | コヴィディエンジャパン, 科研製薬 | なし | なし | |
| 野崎剛弘 | 日本肥満症治療学会 | なし | なし | なし | なし | なし |
| | | なし | なし | なし | なし | |
| 益崎裕章 | 日本糖尿病学会 | なし | なし | なし | なし | なし |
| | | なし | なし | なし | なし | |

| 氏 名 | | ①報酬額 100万円以上 | ②株式の利益 100万円以上 or 5％以上保有 | ③特許使用料 100万円以上 | ④講演料 50万円以上 | ⑤原稿料 50万円以上 |
|---|---|---|---|---|---|---|
| | | ⑥研究費・助成金 100万円以上 | ⑦奨学（奨励）寄附金 100万円以上 | ⑧寄附講座 | ⑨旅費，贈答品 5万円以上 | |
| 島袋充生 | 日本糖尿病学会 | なし | なし | なし | 興和，日本ベーリンガーインゲルハイム，サノフィ，三和化学研究所，武田薬品工業，日本イーライリリー，田辺三菱製薬，MSD，ノボノルディスクファーマ，アステラス製薬，ノバルティスファーマ，第一三共 | なし |
| | | なし | なし | なし | なし | |
| 山内敏正 | 日本肥満学会 | なし | なし | なし | アステラス製薬，アストラゼネカ，小野薬品工業，サノフィ，武田薬品工業，第一三共，ノバルティスファーマ，ノボノルディスクファーマ | なし |
| | | アストラゼネカ，興和，MSD，第一三共，サノフィ，日本ベーリンガーインゲルハイム，Aero Switch，三和化学研究所，ミノファーゲン製薬，三菱商事ライフサイエンス，ニプロ | ノボノルディスクファーマ，田辺三菱製薬，大正製薬，キッセイ薬品工業，協和キリン，第一三共 | 武田薬品工業，小野薬品工業，ノボノルディスクファーマ，田辺三菱製薬，MSD，日本ベーリンガーインゲルハイム，興和，朝日生命保険相互会社 | なし | |
| 庄嶋伸浩 | 日本肥満学会 | なし | なし | なし | なし | なし |
| | | なし | なし | なし | なし | |
| 齋木厚人 | 協力委員 | なし | なし | なし | なし | なし |
| | | なし | なし | なし | なし | |
| 岡住慎一 | 協力委員 | なし | なし | なし | なし | なし |
| | | なし | なし | なし | なし | |

〈第2分科会〉

| 氏 名 | | ① | ② | ③ | ④ | ⑤ |
|---|---|---|---|---|---|---|
| 横手幸太郎 | 日本肥満症治療学会 | なし | なし | なし | アステラス製薬，アストラゼネカ，MSD，興和創薬，日本ベーリンガーインゲルハイム，小野薬品工業，ノボノルディスクファーマ，武田薬品工業，大日本住友製薬，ノバルティスファーマ，田辺三菱製薬，日本イーライリリー，大正製薬，サノフィ，ヤンセンファーマ，第一三共 | なし |
| | | 大正製薬 | 小野薬品工業，武田薬品工業，MSD，第一三共，田辺三菱製薬，塩野義製薬，大日本住友製薬，日本ベーリンガーインゲルハイム，帝人ファーマ，バイエル薬品製薬，アステラス製薬，興和創薬，ノボノルディスクファーマ，大正製薬 | なし | なし | |

| 氏　名 | ①報酬額 100万円以上 | ②株式の利益 100万円以上 or 5％以上保有 | ③特許使用料 100万円以上 | ④講演料 50万円以上 | ⑤原稿料 50万円以上 |
| | ⑥研究費・助成金 100万円以上 | ⑦奨学（奨励）寄附金 100万円以上 | ⑧寄附講座 100万円以上 | ⑨旅費，贈答品 5万円以上 | |
|---|---|---|---|---|---|
| 石垣　泰　日本肥満症治療学会 | なし | なし | なし | MSD，ノボノルディスクファーマ，サノフィ，武田薬品工業，小野薬品工業，ノバルティスファーマ，興和創薬，バイエル薬品 | なし |
| | 第一三共，武田振興財団 | 小野薬品工業，MSD | なし | なし | |
| 綿田裕孝　日本糖尿病学会 | なし | なし | なし | 田辺三菱製薬，大日本住友製薬，三和化学研究所，武田薬品工業，サノフィ，興和，MSD，日本ベーリンガーインゲルハイム，日本イーライリリー，ノボノルディスク，アストラゼネカ，小野薬品工業，アステラス製薬，協和発酵キリン，テルモ | なし |
| | サノフィ，興和創薬，日本ベーリンガーインゲルハイム，ヤクルト | 武田薬品工業，日本ベーリンガーインゲルハイム，キッセイ薬品工業，ノボノルディスクファーマ，田辺三菱製薬，Life Scan Japan，協和キリン，大日本住友製薬，大正製薬，アボットジャパン，第一三共，アステラス製薬，小野薬品工業，帝人ファーマ，サノフィ，MSD，ファイザー | 武田薬品工業，総合医科学研究所，三和化学研究所，大日本住友製薬，大正製薬，田辺三菱製薬，小野薬品工業，興和創薬，MSD，日本ベーリンガーインゲルハイム | なし | |
| 宮塚　健　日本糖尿病学会 | なし | なし | なし | なし | なし |
| | なし | なし | MSD，田辺三菱製薬，日本ベーリンガーインゲルハイム，小野薬品工業，興和 | なし | |
| 下村伊一郎　日本肥満学会 | なし | なし | なし | MSD，小野薬品工業，興和，大正製薬，武田薬品工業，日本イーライリリー，ノボノルディスクファーマ | なし |
| | 興和，小林製薬，ロート製薬 | 協和発酵キリン，興和，サノフィ，第一三共，大日本住友製薬，武田薬品工業，田辺三菱製薬，帝人ファーマ，ノボノルディスクファーマ，持田製薬 | なし | なし | |
| 西澤　均　日本肥満学会 | なし | なし | なし | なし | なし |
| | なし | なし | なし | なし | |
| 関　洋介　協力委員 | なし | なし | なし | ジョンソン・エンド・ジョンソン，コヴィディエンジャパン | なし |
| | コヴィディエンジャパン，日機装，サニーヘルス，大和証券ヘルス財団 | なし | なし | なし | |
| 林　果林　協力委員 | なし | なし | なし | なし | なし |
| | なし | なし | なし | なし | |

| 氏 名 | | ①報酬額 100万円以上 | ②株式の利益 100万円以上 or 5％以上保有 | ③特許使用料 100万円以上 | ④講演料 50万円以上 | ⑤原稿料 50万円以上 |
|---|---|---|---|---|---|---|
| | | ⑥研究費・助成金 100万円以上 | ⑦奨学（奨励）寄附金 100万円以上 | ⑧寄附講座 100万円以上 | ⑨旅費、贈答品 5万円以上 | |
| 吉川絵梨 | 協力委員 | なし | なし | なし | なし | なし |
| | | なし | なし | なし | なし | |
| 辻野元祥 | 協力委員 | なし | なし | なし | なし | なし |
| | | なし | なし | なし | なし | |

### 〈第3分科会〉

| 氏 名 | | ①報酬額 | ②株式の利益 | ③特許使用料 | ④講演料 | ⑤原稿料 |
|---|---|---|---|---|---|---|
| | | ⑥研究費・助成金 | ⑦奨学（奨励）寄附金 | ⑧寄附講座 | ⑨旅費、贈答品 | |
| 内藤 剛 | 日本肥満症治療学会 | なし | なし | なし | ジョンソン・エンド・ジョンソン，コヴィディエンジャパン，秋田住友ベーク，テルモ，メルク | なし |
| | | なし | 中外製薬，大鵬薬品工業，コヴィディエンジャパン | なし | なし | |
| 笠間和典 | 日本肥満症治療学会 | なし | なし | なし | ジョンソン・エンド・ジョンソン，コヴィディエンジャパン | なし |
| | | コヴィディエンジャパン，日機装 | なし | なし | なし | |
| 稲垣暢也 | 日本糖尿病学会 | なし | なし | なし | 興和創薬，MSD，アステラス製薬，ノボノルディスクファーマ，小野薬品工業，日本ベーリンガーインゲルハイム，武田薬品工業，田辺三菱製薬，大日本住友製薬，サノフィ，日本イーライリリー | なし |
| | | テルモ，Drawbridge, Inc, asken | 武田薬品工業，MSD，小野薬品工業，田辺三菱製薬，キッセイ薬品工業，サノフィ，第一三共，日本たばこ産業，協和（発酵）キリン，大日本住友製薬，アステラス製薬，三和化学研究所，日本ベーリンガーインゲルハイム，ノボノルディスクファーマ，ノバルティスファーマ，Life Scan Japan | 武田薬品工業，MSD，小野薬品工業，田辺三菱製薬 | なし | |
| 藤倉純二 | 日本糖尿病学会 | なし | なし | なし | なし | なし |
| | | なし | なし | なし | なし | |
| 小川 渉 | 日本肥満学会 | なし | なし | なし | 大日本住友製薬，ノバルティスファーマ，日本ベーリンガーインゲルハイム，武田薬品工業，田辺三菱製薬，アボットジャパン | なし |
| | | Noster, 日本ベーリンガーインゲルハイム，Boehringer Ingelheim Pharma GmbH&Co. KG, 日本イーライリリー，ノボノルディスクファーマ，アボットジャパン，Abbott Diabetes Care UK Ltd, 大日本住友製薬 | 興和，ノボノルディスクファーマ，アステラス製薬，大日本住友製薬，小野薬品工業，武田薬品工業，アボットジャパン，ノバルティスファーマ，第一三共，日本イーライリリー，田辺三菱製薬，日本ベーリンガーインゲルハイム | なし | なし | |

| 氏 名 | | ①報酬額<br>100万円以上 | ②株式の利益<br>100万円以上 or<br>5％以上保有 | ③特許使用料<br>100万円以上 | ④講演料<br>50万円以上 | ⑤原稿料<br>50万円以上 |
|---|---|---|---|---|---|---|
| | | ⑥研究費・助成金<br>100万円以上 | ⑦奨学（奨励）寄附金<br>100万円以上 | ⑧寄附講座<br>100万円以上 | ⑨旅費，贈答品<br>5万円以上 | |
| 廣田勇士 | 日本肥満学会 | なし | なし | なし | 日本イーライリリー，<br>サノフィ | なし |
| | | なし | なし | なし | なし | |
| 太田正之 | 協力委員 | なし | なし | なし | なし | なし |
| | | なし | なし | なし | なし | |
| 小山英則 | 協力委員 | なし | なし | なし | なし | なし |
| | | なし | なし | なし | なし | |
| 卯木　智 | 協力委員 | なし | なし | なし | なし | なし |
| | | なし | なし | なし | なし | |
| 山口　崇 | 協力委員 | なし | なし | なし | なし | なし |
| | | なし | なし | なし | なし | |

# 目　次

## 第1章　肥満症の診療 ……………………………………… 17

## 第2章　手術導入要件と手術適応基準 ……………………… 27

## 第3章　減量・代謝改善手術の効果予測と術式選択 ………… 43

## 第4章　周術期管理とフォローアップ体制 ………………… 53

日本人の肥満2型糖尿病患者に対する
減量・代謝改善手術に関する
コンセンサスステートメント

# 序　文

日本肥満症治療学会理事長
千葉県立保健医療大学
龍野一郎

　我が国では世界に先駆けて病気の発症あるいは悪化に関わり，減量を必要とする肥満を病気として肥満症と定義した．肥満には食欲という人間の本能に加え，社会生活の文明化，社会ストレス等の問題が複合的に関わっており，その治療は難渋することも多い．日本国内でも，BMI（body mass index）35 kg/m$^2$ 以上の高度肥満患者に，肥満外科手術が減量手術（bariatric surgery）として導入されてきた．近年，肥満2型糖尿病に対しても体重減少効果とは独立した代謝改善効果が判明し，代謝改善手術（metabolic surgery）とも呼ばれるようになった．このため，欧米では肥満2型糖尿病への治療法として認識され，2015年の第2回糖尿病外科サミットにおいて，metabolic surgery の適応を「Algorithm for patients with type 2 diabetes」として発表し，国内でも日本肥満症治療学会及び日本糖尿病学会はこれを支持している．

　このような状況で，日本国内においても肥満外科手術（減量・代謝改善手術）は年々増加し，コロナ禍の2020年においても700例を超える手術が実施されるようになった．そして，日本人での肥満外科手術の実態が日本肥満症治療学会の後援の下に，平成28，29年度厚生労働科学研究費補助金（難治性疾患政策研究事業）で実施された「食欲中枢異常による難治性高度肥満症の実態調査」のための研究班（龍野班）による多施設共同研究 Japanese Survey of Morbid and Treatment–Resistant Obesity Group（J-SMART Group）によってまとめられ，肥満外科手術の有効性と安全性が報告された．

　このような背景から，日本肥満症治療学会は日本人のエビデンスに基づく「日本人の肥満2型糖尿病患者に対する減量（代謝）手術の適応基準」を検討する合同委員会の設置を当時，日本肥満学会・日本糖尿病学会の理事長であられた門脇孝先生にご提案し，ご賛同をいただいた．2019年11月3日に第1回3学会合同委員会が東京で開催され，以降6回の委員会審議を経て最終案が決定された．この審議にあたって3学会の理事長の間で，①「適応基準は患者，内科医，外科医，医療界，社会がそれぞれの立場を尊重し，受け入れやすい形でまとめられ，提示される必要がある」，②「手術適応基準をコンセンサスステートメントとしてまとめ，現時点での標準的な治療指針を提示，診療現場では個々の患者の状態を正確に把握した上で参考として使用いただく」事が確認されている．

　減量・代謝改善手術は，栄養・運動・認知行動・薬物治療を含めた統合的な多職種チームによる肥満症治療の一環であり，生涯にわたるフォローアップ体制が必須である．国内における安全で有効な減量・代謝改善手術を提供する体制はいまだ十分でなく，今後ともすべてのこの治療を必要とする人々に届くように日本肥満症治療学会は体制の整備を進めていく．

　最後に，大変御多忙の中，3学会のによるコンセンサスステート作成のために，最初の提案からご理解をいただき，的確なご支援並びにご指導を賜った日本肥満学会 門脇孝理事長，日本糖尿病学会 植木浩二郎理事長に御礼を申し上げるとともに，本書の執筆にあたっていただいた3学会の委員の先生方に深く感謝を申し上げる．本書が肥満2型糖尿病患者の診療に役立つとともに，肥満外科治療が統合的な肥満症診療の一つの手段として認識され，我が国の肥満症治療の向上につながることを祈念している．

日本糖尿病学会理事長
国立国際医療研究センター研究所 糖尿病研究センター
植木浩二郎

　今回，日本肥満症治療学会，日本肥満学会，日本糖尿病学会の3学会による「日本人の肥満2型糖尿病患者に対する減量・代謝改善手術に関するコンセンサスステートメント」が発刊となるにあたって，まず，強力なリーダーシップのもとこのコンセンサスステートメントをおまとめいただいた日本肥満症治療学会の龍野一郎理事長，日本肥満学会の門脇孝理事長に心より御礼を申し上げたい．また，1年半あまりにわたって真摯なディスカッションを繰り返して，本ステートメントの内容を深めて頂いた3学会の合同委員会の先生方にも深謝申しあげる．

　肥満外科手術は，元来減量手術（bariatric surgery）として出発したが，2型糖尿病をはじめとする代謝関連疾患の寛解が高率に認められることが判明し，現在では代謝改善手術（metabolic surgery）と呼ばれ，我が国でも，現在腹腔鏡下スリーブ状胃切除術が，BMI 35 kg/m$^2$ 以上で糖尿病もしくは高脂血症，高血圧，睡眠時無呼吸症候群を併存症として持っている肥満患者に対して保険診療として実施されてきており，また，BMI 32 kg/m$^2$ 以上の糖尿病や糖尿病以外の複数の併存症を持つ人については，日本肥満症治療学会のガイドラインに基づいて実施されている．2020年には保険の適応基準がやや緩和されたが，まだまだ本来恩恵を受けられるであろう患者さんにこの治療法が十分に考慮される現状には至っていない．

　まず今回，肥満外科手術が2型糖尿病の寛解を目標に見据えた治療法として，減量・代謝改善手術と日本語の名称が決定されたことは，この治療法の有用性を社会に対して訴求する意味で大きな前進である．2型糖尿病は基本的に治癒しない疾患ではあるが，J-SMART研究の実績や海外データからも減量・代謝改善手術は，適切な症例を選択すれば治癒に近い寛解をもたらすことができ患者さんにとって大きな福音となる治療法である．今回その適応や方法についてのステートメントができたことは，今後の適切な症例の選択と安全且つ有効な治療の実施に資するものと期待される．糖尿病診療は，種々の治療薬，古くはインスリンや近年ではインクレチン関連薬やSGLT2阻害薬などによって血糖コントロールの改善がもたらされただけでなく，それらの薬剤の作用機序の研究から代謝恒常性制御のメカニズムの理解が大きく進歩し，それがまた新たな治療法につながるという歴史をたどってきた．減量・代謝改善手術も，減量によるインスリン抵抗性の改善やβ細胞の負荷軽減によるインスリン分泌能の回復のみならず，腸内細菌叢の変化，2次胆汁酸や短鎖脂肪酸，インクレチンの変化など様々な代謝改善メカニズムが提唱されている．今後，減量・代謝改善手術の普及により，そのメカニズムが解明され，新たな治療法の開発につながることも期待される．このステートメントに基づいて症例が蓄積されることによって，今後の糖尿病診療ガイドラインにそのエビデンスが記述され，肥満2型糖尿病の治療法の一つとして益々認知されていくことを期待している．

　元来，糖尿病診療はチーム医療を必須としているが，減量・代謝改善手術は，糖尿病内科や外科のみならず様々な診療科や職種の人々からなるチーム医療が非常に大切な治療法である．このコンセンサスステートメントの発出を機に，益々関係の学会，診療科，職種団体の方々との連携を図って，多くの患者さんがこの治療の恩恵を受けられることを祈念してやまない．

日本肥満学会理事長
国家公務員共済組合連合会 虎の門病院
門脇　孝

　2016年，日本糖尿病学会が様々な議論を経て，理事会として糖尿病の国際団体の代謝手術に対する合意文書：The 2nd Diabetes Surgery Summit（DSS-II）の批准を支持したことにより，糖尿病の治療法として手術療法を公に認めた最初のアクションとなった．しかし，2019年の糖尿病治療ガイドラインには，肥満外科療法は減量効果や糖尿病改善効果などを有し，手術前後における適切なサポート体制と安全性が確保されれば減量に難渋する高度肥満を伴う2型糖尿病患者に対して有効である［推奨グレードB：弱い推奨］と記載されていたものの，2020年の糖尿病治療ガイドには記載がなく，減量・代謝改善手術について必ずしも糖尿病学会の中で十分なコンセンサスとはなっていなかった．

　本コンセンサスステートメントは，2019年秋に設置された「日本人の肥満2型糖尿病患者に対する減量（代謝）手術のためのガイドラインを検討する合同委員会」（その後「日本人の肥満2型糖尿病患者に対する減量・代謝改善手術の適応基準に関する3学会合同委員会」に名称変更）により作成された．本合同委員会は，日本肥満症治療学会理事長 龍野一郎先生の提唱で当時日本糖尿病学会と日本肥満学会の両学会の理事長であった私が賛同し，3学会合同で肥満2型糖尿病患者に対する減量・代謝改善手術の有効性・安全性を検証し，その適応・周術期管理・生涯に亘るFollow-Up体制についてガイドラインを作成するために設置された．各学会から3名ずつの委員が推薦され，第1回合同委員会は2019年11月3日に開催され，その後コロナ禍でも1年半の間に6回のWeb会議により集中的な委員会審議行い，ステートメント案について各学会におけるパブリックコメントを実施した．この間，2020年6月に日本糖尿病学会理事長は植木浩二郎先生に交代し，私は日本肥満学会理事長の立場で議論に参加した．パブリックコメントを踏まえて合同委員会のコンセンサスステートメント案が纏まり，この度2021年3月21日に開催された日本肥満学会・日本肥満症治療学会の合同年次学術集会で本コンセンサスステートメントが発表された．今後，糖尿病の治療の選択肢に食事・運動・薬物に加えて手術が入るという歴史的な出来事である．

　本委員会では日本人の肥満2型糖尿病手術に対する代謝手術の適応基準に関しては，現在の保険適用にこだわらず，科学的根拠としてできる限り，日本人の減量手術データを用いて適応基準を考えるという立場を取った．減量・代謝改善手術によって肥満2型糖尿病の寛解・治療の改善（インスリンを含めた薬物の減量・中止）・予後の改善等が期待されているが，今回の検討ではまず2型糖尿病の寛解を重要指標にすることにした．

　今回のコンセンサスステートメントの策定にあたり，日本肥満症治療学会の龍野理事長のリーダーシップに深甚の感謝を申し上げたい．日本糖尿病学会の植木理事長の御尽力にも心より感謝に申し上げたい．また，各学会から選出された委員の先生方の熱心なご討議，作成へのご尽力に感謝申し上げたい．今後，3学会がコンセンサスステートメントの実現に向けて連携して体制整備をしていくことが重要である．本ステートメントが我が国の肥満2型糖尿病の治療の向上に貢献すること強く期待する．

# 日本肥満症治療学会・日本糖尿病学会・日本肥満学会による合同コンセンサスステートメント作成にあたって合意された基本方針

・日本人の肥満2型糖尿病手術に対する減量・代謝改善手術の適応基準に関しては，現在の保険適用にこだわらず，科学的根拠としてできる限り，日本人の手術データを用いて適応基準を考える．

・減量・代謝改善手術によって肥満2型糖尿病の寛解・改善（インスリンを含めた薬物の減量・中止）・予後の改善等が期待されるが，今回の検討では2型糖尿病の寛解を重要指標にする．

・決められた適応基準については，今後の薬物治療の進展も視野に継続的な議論が必要である．

・これに伴って，3つの分科会を設置する．

第1分科会：手術導入要件と手術適応の基準
第2分科会：周術期管理とフォローアップ体制
第3分科会：減量・代謝改善手術の効果予測と術式選択

・適応基準は患者，内科医，外科医，医療界，社会がそれぞれの立場を尊重し，受け入れやすい形でまとめられ，提示される必要がある．

・本合同委員会では手術適応基準を「コンセンサスステートメント」としてまとめ，現時点での標準的な治療指針を提示，診療現場では個々の患者の状態を正確に把握した上で参考として使用する．

・コンセンサスステートメントの作成に当たっては，各分科会の領域を考慮・尊重した大まかな課題を立て推奨が可能な課題では独自に recommendation と consideration の2種類の推奨グレード[*1]を設定し，推奨度グレードをつけ，ステートメントを作成，その裏付けとなる文献を記載して詳しく解説する[*2]．また文献にはそれぞれエビデンスレベル[*3]をつける．なお，今回のコンセンサスステートメントでは，システマティックレビューは行わない．

上記の合意に従って，コンセンサスステートメントを作成する．

[*1] 推奨グレード：
  1）recommendation：推奨する．
  2）consideration：考慮するに拘らず，検討するや有効であるなどの表記も可とする．

[*2] 記載サンプル：
  具体的には，第1分科会では課題を「肥満2型糖尿病患者に対する減量・代謝改善手術の適応」などとし，BMIや罹病期間，内科治療に対する反応ごとに recommendation や consideration の推奨度をつけてステートメントとして書き，その裏付けとなる文献を記載して詳しく解説する．また文献引用に際してはエビデンスレベル[*3]をつける．

*3　エビデンスレベル（EL）の統一
　　1　：システマティックレビュー／RCTメタアナリシス
　　2　：1つ以上のランダム化比較試験
　　3　：非ランダム化比較試験
　　4a：分析疫学的研究（コホート研究）
　　4b：分析疫学的研究（症例対照研究や横断研究）
　　5　：記述研究（症例報告や症例集積研究）
　　6　：専門委員や専門家個人の意見

# 第1章

肥満症の診療

# 1 肥満症および肥満 2 型糖尿病の診療の現状・考え方

わが国の肥満の診療において，BMI で規定される肥満と，医学的観点から減量を必要とする疾病として診断する肥満症を，明確に区別している[1]（表 1・2，図 1）．BMI が 35 kg/m² 以上の肥満を高度肥満と判定し，肥満に起因あるいは関連する健康障害を併せ持つ場合に高度肥満症と診断する．高度肥満症は，健康障害が顕著で治療抵抗性である．肥満症の内科治療には，食事療法や運動療法，必要に応じて認知行動療法が重要である．高度肥満症においては，食事療法や運動療法，認知行動療法に加えて薬物療法を含む内科治療や外科治療が選択肢となる．肥満症のもたらす健康障害は，糖尿病と糖尿病の合併症，心不全，腎不全，がんなど多岐に亘るものであるため，肥満症の治療には，様々な立場の医療者の領域横断的な協力が必要である．

肥満を伴う 2 型糖尿病患者において，二次性肥満の可能性を除外して，生活環境や精神的要因を聴取し，肥満の原因となっている不適切な生活習慣の改善，軽減に努める[2,3]．肥満症，2 型糖尿病における食事療法の目的は，全身における良好な代謝状態を維持することによって，合併症を予防し，かつ進展を抑制することにある．そのために，体重に見合う総エネルギー摂取量を設定するが，目標とする体重は患者の年齢，病態等によって異なることを考慮し，個別化を図ることが必要である[2,3]．まず，治療開始時の総エネルギー摂取量の目安を定め，病態，年齢や体組成，患者のアドヒアランスや代謝状態の変化を踏まえ，適宜変更する．目標体重（kg）の目安は，総死亡が最も低い BMI は年齢によって異なり，一定の幅があることを考慮し，次の式から算出する．

## 目標体重（kg）の目安

65歳未満　　　　：［身長（m）]² ×22
65歳から74歳：［身長（m）]² ×22～25
75歳以上　　　：［身長（m）]² ×22～25※

※75歳以上の後期高齢者では現体重に基づき，フレイル，合併症，体組成，身長の短縮，摂食状況や代謝状態の評価を踏まえ，適宜判断する．

## 身体活動レベルと病態によるエネルギー係数（kcal/kg）

軽い労作（大部分が座位の静的活動）　　　　　　　　　：25～30
普通の労作（座位中心だが通勤・家事，軽い運動を含む）：30～35
重い労作（力仕事，活発な運動習慣がある）　　　　　　：35～

肥満で減量をはかる場合には，身体活動レベルより小さい係数を設定できる．目標体重と現体重との間に大きな乖離がある場合は，柔軟に係数を設定する．

## 総エネルギー摂取量の目安

総エネルギー摂取量（kcal/日）＝目標体重（kg）×エネルギー係数（kcal/kg）

高度肥満症患者の治療において，目標体重×20～25 kcal/kg を目安とした低エネルギー食が可能である．高度肥満症患者の入院治療において，厳重な心身症状の観察と水分管理ができれば，600 kcal/日以下の超低エネルギー食を選択することも検討できる．肥満症の食事療法で体蛋白を維持できるよ

うに，必須アミノ酸を含む蛋白質，ビタミン，ミネラルの十分な摂取が必要である[1]．

運動療法は，肥満症と糖尿病に対する治療の基本のひとつであり，エネルギー消費量を増加させるなどの効果により，体重を減量できる．運動療法の開始前に心血管疾患などの合併症について確認が必要である．効果，安全性を考慮して，頻度，強度，運動時間と種類を選択する[1,2]．

肥満症患者において，減量および減量した体重の維持には，認知行動療法が有効である[4,5]．肥満症患者において，早食いや間食などの食行動の異常が認められることがあり，体重測定や食事記録から食行動の評価を行い，定期的な動機付けが有効である場合がある．

一定期間の生活習慣改善指導にもかかわらず，肥満の改善が十分に得られない場合には，薬物療法を考慮する．BMI 35 kg/$m^2$ 以上または肥満度70%以上の高度肥満症患者に対して，食欲抑制効果のあるマジンドールが処方できる．連続の使用は 3 か月以内，1 回の処方日数は14日間とする．不安・抑うつや統合失調症等の精神障害のある患者や，薬物・アルコール乱用歴，脳血管障害などが禁忌である．肺高血圧の副作用に注意して処方が可能である．肥満 2 型糖尿病患者において，グルカゴン様ペプチド-1（glucagon-like peptide-1, GLP-1）受容体作動薬や $Na^+$/グルコース共役輸送担体 2（sodium-glucose co-transporter 2, SGLT2）阻害薬などを用いることで，体重減少効果と血糖改善効果が得られる場合がある[6-9]．

新型コロナウイルス感染症が世界的に流行している．新型コロナウイルスの重症化が，肥満症や糖尿病と密接に関連することが明らかとなってきた[10,11]．一般的に血糖値が高値の場合に感染症が重症化しやすいため，重症化しないために，感染症を早期に診断し適切に治療することが重要である．コロナ禍においても，人混みを避けての運動や屋内での運動を促し，一定の間隔で受診して血糖・体重管理状況や検査結果を確認することが望ましい．

### 表1 肥満症の診断基準（文献1より引用）

肥満と判定されたもの（BMI ≧25 kg/m²）のうち，以下のいずれかの条件を満たすもの

1) 肥満に起因ないし関連し，減量を要する（減量により改善する，または進展が防止される）健康障害を有するもの

2) 健康障害を伴いやすい高リスク肥満
ウエスト周囲長のスクリーニングにより内臓脂肪蓄積を疑われ，腹部CT検査によって確定診断された内臓脂肪型肥満

### 表2 肥満症診断に必須な健康障害

1　耐糖能障害（2型糖尿病・耐糖能異常など）

2　脂質異常症

3　高血圧

4　高尿酸血症・痛風

5　冠動脈疾患：心筋梗塞・狭心症

6　脳梗塞：脳血栓症・一過性脳虚血発作

7　非アルコール性脂肪性肝疾患

8　月経異常・不妊

9　閉塞性睡眠時無呼吸症候群・肥満低換気症候群

10　運動器疾患：変形性関節症（膝・股関節）・変形性脊椎症・手指の変形性関節症

11　肥満関連腎臓病

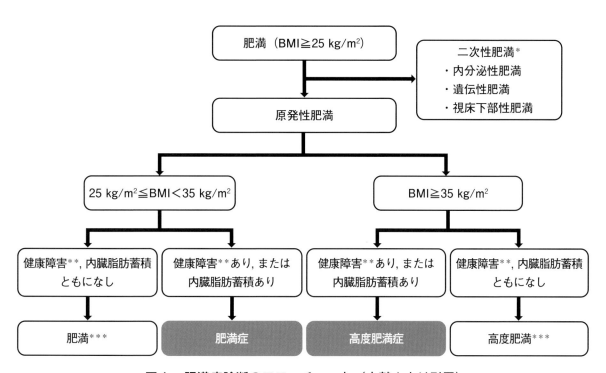

### 図1 肥満症診断のフローチャート（文献1より引用）
＊常に念頭において診療する　　＊＊表を参照　　＊＊＊肥満，高度肥満でも減量指導は必要

# 2 統合的な肥満症治療における 減量・代謝改善手術の意義・あり方

● 減量・代謝改善手術は，減量効果や代謝改善効果を有し，手術前後の適切なサポート体制と安全性が確保されれば，減量に難渋する高度肥満症および肥満症を伴う2型糖尿病に対して有効である（推奨グレード　高度肥満症　recommendation，肥満症　consideration）．

　東アジア人を対象とした研究を含むメタ解析にて，肥満症に対する減量・代謝改善手術により，術後3〜5年で体重減少と合併症の改善が認められることが報告されている[12]．東アジア人を対象とした研究を含むランダム化比較試験のメタ解析にて，肥満2型糖尿病において内科治療に比較して腹腔鏡下ルーワイ胃バイパス術群では，BMIで$6.54\,kg/m^2$の体重減少が認められ，心血管リスクが低下した[13]．東アジア人を対象とした研究を含むランダム化比較試験および観察試験のメタ解析にて，肥満症に対する減量・代謝改善手術により，体重減少および2型糖尿病の改善が認められることが報告されている[14,15]．

　わが国において腹腔鏡下スリーブ状胃切除術が保険収載され広がりつつある（第2章－1の2型糖尿病に対する減量・代謝改善手術の適応基準を参照）．減量・代謝改善手術は2型糖尿病に対して，体重減少に加え，インスリン抵抗性およびインスリン分泌の改善などの糖代謝改善効果が認められる．罹病期間の長い合併症の進行した糖尿病にも効果があるが，罹病期間の短い糖尿病においてより代謝改善効果が大きい．本コンセンサスステートメントを参考に，個人の肥満症の病態やライフスタイルに合わせて，減量・代謝改善手術を考慮することが重要である．減量・代謝改善手術には，医師，看護師，管理栄養士，薬剤師，理学療法士，公認心理師などの医療スタッフによる多職種参加型チーム医療による，術前の合併症の評価および手術適応の検討と，術後の生涯に亘る栄養障害やメンタルヘルスのフォローアップなど診療体制の整備が必須である[16]（図2）．

　肥満2型糖尿病患者の治療において，患者についての生活習慣などの情報を，多職種参加型チームのスタッフで共有し，療養指導に対する意思を統一することが重要である．患者の病態を把握して，ライフスタイルを尊重した支援とするために，スタッフ間の密接な連携が不可欠である．チームで関与しても，患者の行動が変容するまでに時間を要することがあるため，患者にとって安心して相談できる環境を提供し続けることが大切である．とくに，減量・代謝改善手術の対象となる高度肥満症患者の半数は，うつ病を初めとする精神疾患を併存していると報告されており[17]，精神科・心療内科の医師や公認心理師との連携を考慮する．多職種チーム医療について，療養指導の質的な向上とともに，人員を充実させることで，個々の患者へのきめ細かなサポートが可能となる（第2章－3の減量・代謝改善手術導入の要件を参照）．

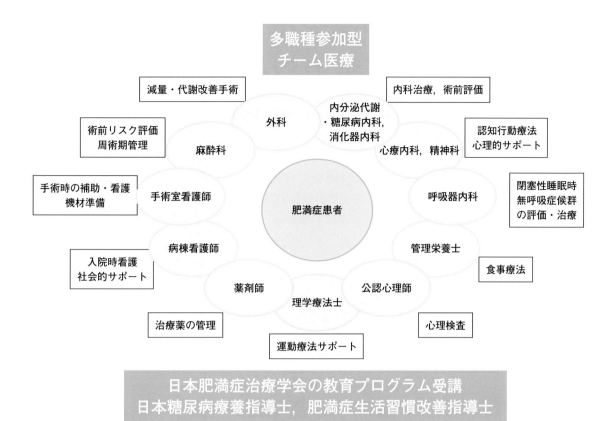

図2　肥満症に対する治療

# 3 肥満症・肥満合併2型糖尿病に対するアドボカシー活動の重要性

　社会における肥満症・高度肥満症に対する知識不足や誤解・偏見（例えば自己責任）に基づいて，誤ったイメージが拡散し，肥満症・高度肥満症患者は負の烙印＝スティグマ（社会的偏見による差別）に苦しんでいる[18]．単に食べる量を減らして運動を増やせば，肥満症は完全に治るものだとの誤解により，肥満症患者は，だらしない，食いしん坊，自己管理ができないと根拠なく決めつける根深い偏見により，職場や学校や医療機関や社会において苦しんでいる．科学的な知見に基づいた新しく正しい知識を普及できるように，医療従事者をはじめ，研究者，メディア関係者，政策担当者，患者などが一丸となって努力を積み重ねることで，肥満症と糖尿病の効果的な予防と治療，研究の進展が実現される．実際に，肥満症における患者と医療スタッフの認知のギャップがあり，これを埋める必要がある[19]．患者の81％が減量は自分の責任と考えているが，医療スタッフの30％が減量は患者の責任と考えている．患者の7％が自分は減量に関心がないと思っているが，医療スタッフの71％が患者は減量に関心がないと考えている．

　特定の集団や取り組みを支援する活動をアドボカシー活動という．肥満症・高度肥満症に対する社会の正しい認識の形成を目指すアドボカシー活動を進めることが，患者の治療機会を増大し，その重症化を抑える鍵となる．学会や協会の取り組みに留まらず，個人や医療機関，地域や国，あるいは国境を越えた国際的な取り組みなど様々なレベルでのアドボカシー活動が，肥満に関するスティグマ（オベシティ・スティグマ）の解消を目指す上で有用であると考えられる．オベシティ・スティグマには，患者が社会から受ける社会的スティグマに加え，社会的スティグマに気付いた患者自身が抱える自己スティグマがある[18]．日本医学会連合の中で肥満症と関連する23学会が，第39回日本肥満学会の開催されている神戸に集結し，肥満症の撲滅を目指して，領域を超えて協働することに合意して「神戸宣言2018」として宣言した．

　糖尿病治療の向上により，血糖コントロールを良好に保つことで健常者と変わらない生活を送ることができるにもかかわらず，必要なサービスを受けられない，就職や昇進に影響するなどの不利益を被るケースが報告されている[20]．こうしたスティグマを放置すると，患者が糖尿病であることを周囲に隠すようになり，適切な治療の機会を失い，糖尿病や合併症が重症化してしまう場合がでてくる．日本糖尿病学会と日本糖尿病協会は，糖尿病患者をとりまくスティグマの重大性を改めて認識し，それを取り除くことで糖尿病であることを隠さずにいられる社会を作ることを目指している（図3）．

　肥満症の発症には体質が大きく関与していることを認識して，日本人・アジア人に特徴的な体質を明らかにする必要がある．欧米人339,224名の全ゲノム関連解析にて，97のBMI関連遺伝子が同定され，パスウェイ解析で中枢神経系の関与が極めて大であった[21]．日本人173,430名の全ゲノム関連解析にて，112のBMI関連遺伝子を同定した．パスウェイ解析で中枢神経系の関与と共にBリンパ球と脂肪組織の関与が認められた[22]．東アジア人433,540名の全ゲノム関連解析で61の新規2型糖尿病遺伝子を同定した．パスウェイ解析で皮下脂肪のエネルギー蓄積能を低下させ，内臓脂肪蓄積を引き起こす遺伝子が同定されている[23]．

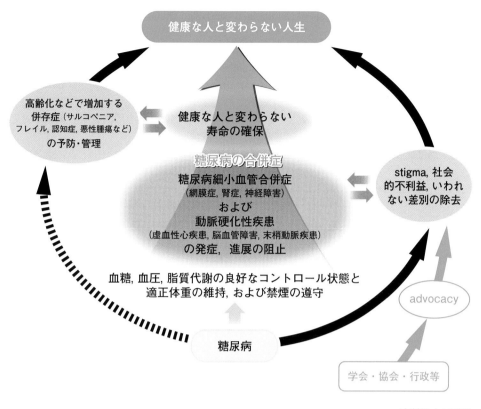

文献2より引用

**図3　糖尿病治療の目標**

## 文　献

1）日本肥満学会編著．肥満症診療ガイドライン2016．ライフサイエンス出版，2016．［EL6］

2）日本糖尿病学会編著．糖尿病治療ガイド2020-2021．文光堂，2020．［EL6］

3）日本糖尿病学会編著．糖尿病診療ガイドライン2019．南江堂，2019．［EL6］

4）Montesi L, et al. Long-term weight loss maintenance for obesity: a multidisciplinary approach. Diabetes, Metabolic Syndrome and Obesity. Targets and Therapy 2016; **9**: 27-46. ［EL6］

5）The Obesity Society and American College of Cardiology/American Heart Association Task Force on Practice Guidelines. Executive Summary: Guidelines (2013) for the Management of Overweight and Obesity in Adults. Obesity 2014; **22**: S5-S39. ［EL6］

6）Toyama T, et al. Effect of SGLT2 inhibitors on cardiovascular, renal and safety outcomes in patients with type 2 diabetes mellitus and chronic kidney disease: A systematic review and meta-analysis. Diabetes Obes Metab 2019; **21**: 1237-1250. ［EL2］

7）Cai X, et al. The Association Between the Dosage of SGLT2 Inhibitor and Weight Reduction in Type 2 Diabetes Patients: A Meta-Analysis. Obesity (Silver Spring) 2018; **26**: 70-80. ［EL2］

8）Monami M, et al. Effects of glucagon-like peptide-1 receptor agonists on body weight: a meta-analysis. Exp Diabetes Res 2012; **2012**: 672658. ［EL2］

9）Potts JE, et al. The Effect of Glucagon-Like Peptide 1 Receptor Agonists on Weight Loss in Type 2 Diabetes: A Systematic Review and Mixed Treatment Comparison Meta-Analysis. PLoS One 2015; **10**: e0126769. ［EL2］

10）Izzi-Engbeaya C, et al. Adverse outcomes in COVID-19 and diabetes: a retrospective cohort study from three London teaching hospitals. BMJ Open Diab Res Care 2021; **9**: e001858. ［EL4b］

11）Anderson MR, et al. Body Mass Index and Risk for Intubation or Death in SARS-CoV-2 Infection: A Retrospective Cohort Study. Ann Intern Med 2020; **173**: 782-790. ［EL4b］

12）Shoar S, et al. Long-term and midterm outcomes of laparoscopic sleeve gastrectomy versus roux-en-y gastric bypass: A systematic review and meta-analysis of comparative studies. Surg Obes Relat Dis 2017; **13**: 170-180. ［EL2］

13）Yan Y, et al. Roux-en-Y gastric bypass versus medical treatment for type 2 diabetes mellitus in obese patients:

A systematic review and meta-analysis of randomized controlled trials. Medicine（Baltimore）2016; **95**: e3462. ［EL1］

14) Ribaric G, et al. Diabetes and weight in comparative studies of bariatric surgery vs conventional medical therapy: A systematic review. Obes Surg 2014; **24**: 437-455. ［EL1］

15) Chang SH, et al. The Effectiveness and risk of bariatric surgery: an updated systematic review and meta-analysis. 2003-2012, JAMA Surg 2014; **149**: 275-287. ［EL2］

16) 日本肥満症治療学会 メンタルヘルス部会　編著. 肥満症治療に必須な心理的背景の把握と対応. ライフサイエンス出版, 2016. ［EL6］

17) 林 果林他. 高度肥満症患者に併存する精神疾患: うつ症状を中心に. 心療内科学会誌 2016; **20**: 267-272. ［EL4b］

18) Rubio F, et al. Joint international consensus statement for ending stigma of obesity. Nat Med 2020; **26**: 485-497. ［EL6］

19) Caterson ID, et al. Gaps to bridge: Misalignment between perception, reality and actions in obesity. Diabetes Obes Metab 2019; **21**: 1914-1924. ［EL6］

20) 日本糖尿病学会, 日本糖尿病協会　アドボカシー委員会設立　～糖尿病であることを隠さずにいられる社会づくりを目指して～. 2019. http://www.jds.or.jp/modules/important/index.php?content_id＝133. ［EL6］

21) Locke AE, et al. Genetic studies of body mass index yield new insights for obesity biology. Nature 2015; **518**: 197-206.

22) Akiyama M, et al. Genome-wide association study identifies 112 loci for body mass index in the Japanese population. Nat Genet 2017; **49**: 1458-1467.

23) Spracklen CN, et al. Identification of type 2 diabetes loci in 433,540 East Asian individuals. Nature 2020; **582**: 240-245.

# 第2章

## 手術導入要件と手術適応基準

# 1 2型糖尿病に対する 減量・代謝改善手術の適応基準

---

- 受診時 BMI 35 kg/m² 以上の2型糖尿病で，糖尿病専門医や肥満症専門医による6か月以上の治療でも BMI 35 kg/m² 以上が継続する場合には，血糖コントロールの如何に関わらず減量・代謝改善手術が治療選択肢として推奨される．（推奨グレード　recommendation）
- 受診時 BMI 32 kg/m² 以上の2型糖尿病では，糖尿病専門医や肥満症専門医による治療で，6か月以内に5％以上の体重減少が得られないか得られても血糖コントロールが不良な場合には＊，減量・代謝改善手術を治療選択肢として検討すべきである．＊HbA1c 8.0% 以上（推奨グレード　consideration）

## 1）海外における手術適応

国際肥満代謝外科連盟アジア太平洋部会のコンセンサスステートメント（2011年）では，BMI 30 kg/m² 以上のアジア人においては，内科治療でコントロール不良な2型糖尿病，またはメタボリックシンドロームに対しては減量・消化管代謝手術を考慮すべきとされている[1]．

肥満外科手術は，体重減少が起こる前の術後早期から糖代謝の改善が得られることが観察され，その改善機序では，単に摂取エネルギーの減少だけではなく，種々の消化管ホルモンが変化することが明らかとなった．この背景から，肥満外科手術は，減量効果と代謝改善効果とが望める有用な治療法として認識されることになり，減量・代謝改善手術（metabolic surgery）と呼ぶことが一般的となっている[2]．2nd Diabetes Surgery Summit（2015年）では，アジア人においては，BMI 37.5 kg/m² 以上では血糖コントロールの如何に関わらず，BMI 32.5〜37.4 kg/m² では血糖コントロールが不良な2型糖尿病に減量・代謝改善手術を推奨する治療アルゴリズムが発表されている[2]．Standards of Medical Care in Diabetes-2020においても，アジア人ではBMI 37.5 kg/m² 以上の手術候補者とBMI 32.5〜37.4 kg/m² で非外科的治療により持続的な体重減少と高血糖を含む合併症の改善が得られない2型糖尿病では，治療選択肢として減量・代謝改善手術が推奨されている[3]．

## 2）わが国における手術適応

日本における高度肥満症に対する安全で卓越した外科治療のためのガイドライン（2013年版）[4] における肥満外科手術の適応は，年齢が18〜65歳の原発性肥満で，6か月以上の内科治療で有意な体重減少および肥満関連健康障害の改善が得られない高度肥満症である．アジア人では欧米人と比較して軽度BMIで肥満関連健康障害が起こりやすいことを考慮し，①体重減少が主目的の場合にはBMI 35 kg/m² 以上，②肥満関連健康障害の治療が主目的の場合には糖尿病，または糖尿病以外の2つ以上の肥満関連健康障害を合併した BMI 32 kg/m² 以上の肥満症と提示している．肥満症診療ガイドライン2016[5] では，減量目標を，肥満症では現体重の3％以上，高度肥満症では5〜10％としているが，内科治療で有意な体重減少および肥満関連健康障害の改善が得られない BMI 35 kg/m² 以上の高度肥満症を外科手術の適応としている．糖尿病診療ガイドライン2019[6] では，肥満外科療法は減量効果や糖尿病の改善効果などを有し，手術前後における適切なサポート体制と安全性が確保された場合，体重減少に難渋する高度肥満を伴う2型糖尿病に対して有効とされている．

わが国では，6か月以上の内科的治療によっても十分な効果が得られない BMI 35 kg/m$^2$ 以上で，糖尿病，高血圧，脂質異常症，または睡眠時無呼吸症候群のうち1つ以上を合併した高度肥満症に対して，腹腔鏡下スリーブ状胃切除術が2014年に保険収載されている．また2020年の診療報酬改定では，6か月以上の内科的治療によっても十分な効果が得られない BMI が 32.5〜34.9 kg/m$^2$ の肥満症及び HbA1c が8.4%以上（NGSP 値）の糖尿病患者に算定が付加された．患者の算定条件では，①高血圧症（6か月以上で降圧薬による薬物治療を行っても管理が困難な収縮期血圧 160 mmHg 以上なものに限る），②脂質異常症（6か月以上でスタチン製剤等による薬物治療を行っても管理が困難な LDL コレステロール 140 mg/dL 以上又は non-HDL コレステロール 170 mg/dL 以上なものに限る），③閉塞性睡眠時無呼吸症候群（AHI30以上の重症のものに限る）のうち，1つ以上を合併している患者に限定されたが，科学的根拠は示されていない．

### 3）2型糖尿病に対する減量・代謝改善手術の効果

　高度肥満症に対する減量・代謝改善手術は，長期的に減量を維持でき，肥満関連健康障害の改善効果も良好であることが海外では証明されており[7,8]，2型糖尿病寛解に対するオッズ比は，内科治療に比較して9.8〜15.8倍であることが報告されている[9]．糖尿病に対する最長15年間の Swedish Obese Subjects（SOS）研究では，外科治療は内科治療に比較して有意な糖尿病発症の抑制，糖尿病解寛が示されている[10]．SOS 研究ではさらに，外科治療は内科治療に対して全死亡のハザード比が0.77，心血管死が0.70，がん死が0.77でいずれも有意であること，補正後の平均余命が3年長いことが報告されている[11]．また減量・代謝改善手術の効果として，大血管疾患の危険因子の減少と細小血管疾患の発生率減少[12-14]，アルブミン尿や糸球体過剰濾過の改善[15,16]や生活の質の向上[17]などの利点が報告されている．

　わが国においても，腹腔鏡下スリーブ状胃切除術の良好な体重減少と肥満2型糖尿病に対する有効性が報告されている[18-22]．減量・代謝改善手術を施行した日本人高度肥満症831名（平均 BMI 42 kg/m$^2$）の成績では，術後3年の総体重減少率は腹腔鏡下ルーワイ胃バイパス術33%，腹腔鏡下スリーブ状胃切除術28%，腹腔鏡下スリーブ状胃切除術及び十二指腸空腸バイパス術（腹腔鏡下スリーブバイパス術）26%，腹腔鏡下調節性胃バンディング術19%で，2型糖尿病の寛解率（HbA1c<6.5%・糖尿病治療薬なし）は，腹腔鏡下ルーワイ胃バイパス術92%，腹腔鏡下スリーブ状胃切除術85%，腹腔鏡下スリーブバイパス術71%，腹腔鏡下調節性胃バンディング術44%と良好であることが報告されている[19]．

　腹腔鏡下スリーブ状胃切除術を施行した日本人高度肥満症322名（平均 BMI 43.7 kg/m$^2$）の成績を検討した J-SMART 研究では，術後2年の平均体重減少 36 kg，総体重減少率29.9%，寛解率は，2型糖尿病（HbA1c<6.0%・糖尿病治療薬なし）75.6%，脂質異常症59.7%，高血圧41.8%，糖尿病寛解における総体重減少率のカットオフ値は20.8%と報告されている[20]．術前 BMI 別のサブ解析において，BMI 32.0〜34.9 kg/m$^2$ の群ではより高い BMI の群と比較して，術前の HbA1c や内臓/皮下脂肪面積比が高かった．また術後2年の2型糖尿病解寛率（52.4%）や総体重減少率（22%）は劣るものの，HbA1c 値の低下量では優れ，糖尿病治療薬数やインスリン使用率の減少は同等以上であったことが報告されている[23]．高い BMI 値と血糖コントロール不良状態が併存して長期間にわたり持続する状態は，肥満症・糖尿病に関連する様々な合併症の進展・悪化を一層助長する．6か月間の専門的内科治療によっても体重減少や血糖コントロールの改善が不十分な場合には，いたずらに現状を放置することなく治療選択肢として減量・代謝改善手術を考慮すべきである．

# 2 減量・代謝改善手術導入におけるメンタルヘルスの評価と適応除外基準

## 1）メンタルヘルスの評価

● 術前のメンタルヘルス評価は，手術適応除外例のスクリーニングと，術前後の心理的サポートを行う上で不可欠である．（推奨グレード　recommendation）

● 肥満症に関して十分な知識と経験をもったメンタルヘルスの専門家によって行うことが推奨される．（推奨グレード　recommendation）

● 心理面接および精神症状，食行動やパーソナリティを把握する質問紙によって，メンタルヘルス面を総合的に評価することが推奨される．（推奨グレード　recommendation）

● 評価者のみならず医療者は，肥満に対する社会的偏見をもって接することがないように，十分な尊厳と敬意をもって対応する必要がある．（推奨グレード　recommendation）

### ①メンタルヘルス評価の必要性

　肥満症は，個人によって異なるさまざまな遺伝的，生理的，行動的・心理社会的，ならびに環境的要因がその発症と経過に寄与している多因子疾患である[24]．さらに，肥満症と多くの精神疾患の間には強い関連性があることも知られている[25]．

　わが国の減量・代謝改善手術対象患者の精神疾患有病率は，26－52％と報告されている[20,26,27]．その内訳は，うつ病，双極性障害を含む気分障害が25－30％と最も多く，不安障害，知的障害および摂食障害が続いている[26,27]．手術の機会に初めて精神疾患の罹患が明らかになる例も少なくない[27]．また，術後の体重減少不良例で，自発性が乏しく回避的傾向が強いパーソナリティ特性がみられることが指摘されている[26]．一方，治療アドヒアランス，食行動，情動コントロール，ソーシャルサポートなど行動的・心理社会的問題もまた術後経過に影響を与えることが明らかになっている[28-30]．

　このように，精神疾患の存在，パーソナリティ特性（個人を特徴づけている思考・感情・行動のパターンないし傾向），および行動的・心理社会的問題が術後成績に影響を及ぼす可能性があることから，メンタルヘルスの術前評価は不可欠である[31,32]．この術前評価により，手術に対するメンタルヘルス面での手術適応除外例のスクリーニングが可能となる[33]．また，術前評価を通じて，医療者が患者への理解を深めるのみならず，患者もまた自身のメンタルヘルスと向き合う契機となり，それが両者の信頼できる治療関係の構築につながることも，術前評価の重要な役割である[34,35]．さらに，患者のメンタルヘルス面での情報を医療スタッフ間で共有することよって，術後の長期的な体重管理の維持強化に必要とされる心理的サポートを含む種々のサポートを円滑に行うことができる[34,35]．

### ②メンタルヘルスの評価者と評価対象者

　メンタルヘルスの術前評価は，その重要性から，米国の減量・代謝改善手術のガイドラインでは，行動・心理社会面から総合的に，全患者を対象に実施されるべきであるとしている[31,36]．この評価は，行動医学の訓練を受けたメンタルヘルスの専門家によって行われるのが最も適任とされる[36]．わが国においても，減量・代謝改善手術対象者に対するメンタルヘルス評価は，肥満症や同手術に関連する

行動的・心理社会的問題に対し，十分な臨床経験を持つメンタルヘルスの専門家（心療内科医，精神科医，公認心理師など）によって実施されることを推奨する．原則として，同専門家が全手術対象者に実施するのが望ましい．しかし，現時点で，メンタルヘルスの専門家が常在していないかマンパワーが不足している施設では，内科・外科医が後述の質問紙や病歴，心理社会的背景の聴取からメンタルヘルスに問題があると考えた場合には，当該専門家にコンサルトするという対応も暫定的にはやむを得ない．

### ③メンタルヘルスの評価法

　メンタルヘルスの評価は，心理面接および精神症状や食行動の質問紙，パーソナリティを評価する客観的テストによって行われる[33]（表3）．心理面接では，まず心理社会的背景を把握することで，体重増加の原因（心身相関）を明らかにする．すなわち，これまでの体重経過，職歴・教育歴・妊娠出産歴，過去〜現在の身体および精神疾患の有無と治療状況（病歴），生活習慣（食事・運動・睡眠・喫煙・飲酒など），健康関連行動へのアドヒアランス，家族や職場での人間関係やストレス，トラウマや虐待の有無，オベシティ・スティグマ（肥満に関する社会的偏見・差別や自己スティグマ）の経験，外科治療への受療動機と期待度などを聴取する[37]．

　面接者のみならず関係する医療スタッフは，オベシティ・スティグマを理解し，他の患者同様十分な尊厳と敬意をもって接し，対応しなければならない[38-41]．また，術後はすべての面で改善するといった，手術を理想化し非現実的な期待を抱いている患者は多い[42]．この場合すぐに否定するのではなく，まずはその思いを，手術を受けるに至った動機とともに傾聴する．それを踏まえた上で，減量後に起こりうるリスクについての情報を提供する．期待と減量結果のギャップを明らかにしながら，十分に心理教育を行う機会をもつことが非常に重要である[36]．

　手術による効果的な減量は，適切な健康行動へのアドヒアランスを身につけてこそ達成できるため，術前のアドヒアランスの評価は，手術適応を判断する際の重要な項目となる[36]．さらに，手術は，単に減量自体を達成するためのものではなく，それまでの不健康な生活習慣を見直し，修正する手段の一つであって，よりよい人生を送るための一過程にすぎないことも強調されるべきである[30]．

### ④精神疾患の診断

　精神疾患の診断については，構造化面接（structured clinical interviews for DSM-5, SCID）または半構造化面接が望ましいが，便宜性から簡易構造化面接法（Mini International Neuropsychiatric Interview, MINI）が推奨される[43]．これは，わが国でも信頼性と妥当性が確立されており，大うつ病，自殺の危険，躁病，強迫性障害，PTSD，アルコール依存・乱用，薬物依存・乱用，精神病性障害，神経性過食症，全般的不安障害，反社会性人格障害などの精神疾患の診断を短時間（15分以内）で行うことができる．また，必ずしもメンタルヘルスの専門家でなくても実施できるというメリットがあるので，スクリーニングとして利用することもできる．

　自己記入式の質問紙や心理テストからも有用な情報が得られる．精神症状全般および食行動異常の評価を行うことが望ましい．とくに，高度肥満症に併存する頻度が高いうつ症状とむちゃ食い（制御できない過食）の評価は有用である[27,44]．これらの症状は，術後成績に影響を及ぼしうるからである[45]．減量・代謝改善手術対象者のうつ症状の評価については，Beck depression Inventory-2（BDI-2）や The Center for Epidemiologic Studies Depression Scale（CES-D）がしばしば用いられているが，簡便さから Patient Health Questionnaire-9（PHQ-9）を推奨したい[46]．これは，米国精神医学会の精神疾患の分類と手引きの診断基準に準拠しているという利点もある．10点以上をうつ症状ありとし，15点以上を中等度〜重度のうつ症状レベルと判定する．うつ病では睡眠障害が多くみられ，また高度肥満症患者はしばしば睡眠時無呼吸症候群を合併しているので，睡眠の評価（アテネ不眠尺度，Pittsburgh

Sleep Quality Index, Epworth Sleepiness Scale) は有益である[47].

　むちゃ食いについては，Bing Eating Scale (BES) を推奨する[48]．18点以上を中等度，27点以上を重度のむちゃ食いレベルと判定する[48]．さらに，知的機能の評価（WAIS-IV）やパーソナリティ評価（ロールシャッハ・テスト，NEO-FFI 人格検査など）[49-51] もまた，手術前後の心理的介入の必要性や治療転帰を知る上で重要な情報を提供する．

## 2）メンタルヘルス面での手術適応除外基準

- 手術適応除外は，疾患特異的というより，精神症状の程度や状況に応じて，個別的に判断することが推奨される．**（推奨グレード　recommendation）**
- 主たる手術適応除外事項として，現在または最近の薬物やアルコールの依存・乱用，未治療または治療中でも症状が安定していない精神疾患が挙げられる．
　**（推奨グレード　consideration）**
- 手術を延期または中止を考慮すべき事項には，自殺念慮，重度の精神遅滞，手術によるリスクの理解不足の他，いくつかの項目が挙げられる．**（推奨グレード　consideration）**

### ①術後成績と精神疾患との関連

　わが国での多施設および単施設研究では，術後体重減少不良例と過度減少例に精神疾患の併存を高い割合で認めたが，術前の精神疾患の有無では体重減少の程度に差はみられなかった[20,26]．実際，精神疾患の存在が術後成績のリスク因子になるという報告がある一方で，手術によって減量が達成されるとともにメンタルヘルス面の改善や QOL 向上がみられるというエビデンスも少なくない[52-55]．したがって，メンタルヘルス面に関する手術適応除外は，疾患特異的というより，むしろ疾患の精神症状の程度や周囲の状況に応じて，個別的に慎重に評価すべきといえる[53]．欧米のガイドラインにおいても，メンタルヘルス面における手術適応除外基準に関するコンセンサスガイドラインは，未だ十分に確立されていないのが現状である[31,52-55]．

### ②手術適応除外基準

　主たる手術適応除外事項として，①現在または最近の薬物やアルコールの依存・乱用[30]，②未治療または治療中でも症状が安定していない精神疾患（うつ病，双極性障害，統合失調症，神経性過食症など）が挙げられる[31,53,55]．依存・乱用の対象となる主たる薬物は違法薬物（麻薬，覚醒剤，大麻など），オピオイド，ベンゾジアゼピン系薬剤などである．過去の薬物やアルコールの依存・乱用は，術後の再発リスクや体重減少に悪影響を及ぼすとは限らないため，手術適応除外とはみなされていない[56]．しかし，その場合，少なくとも1年間の薬物，アルコール中止の証拠が必要であるとされている[56,57]．現在治療中の精神疾患がある場合は，主治医に連絡を取り，現状についての情報提供を受けるのがよい[58]．適切な治療をうけ症状が安定していれば，除外事項にはあたらない．

### ③手術を延期または中止を慎重に考慮すべき事項

　手術を延期または中止を慎重に考慮すべき事項には，①複数の自殺未遂歴または最近の自殺念慮・企図，②術前術後に推奨される課題（食事管理や運動，禁酒，禁煙など）の実行に対する消極的態度・アドヒアランス不良，③重度の精神遅滞（IQ＜50），④境界性パーソナリティ障害，⑤手術によるリスクと利益の理解不足，⑥長期フォローアップへの参加意志の欠如，⑦深刻な日常生活上のストレスの存在，⑧自身のケアができない，また長期的にケアできる家族あるいは支援者がいない，などがあ

る[31,52,54,55]（表4）．過食性（むちゃ食い）障害や夜間摂食症候群は，手術の実施を妨げるものではないが，術後長期の体重管理や精神症状に影響する因子なので，術前評価は必須である[53,55]．

　以上述べた項目に関しては，肥満症治療に経験のあるメンタルヘルスの専門家による特別な助言・保証があれば必ずしも適応除外（手術の延期も含む）扱いとはならない．その際は，患者自身が手術前後に心理的ケア・サポートを受け入れる用意があり，またメンタルヘルス面で十分かつ適切に対応できる医療体制を備えていることが前提となる[59]．

### 表3　減量・代謝改善手術対象者に対する術前のメンタルヘルスの評価方法

| 実施方法 | 手順 | 評価内容 | | |
|---|---|---|---|---|
| 心理面接 | 心理社会的背景の聴取 | 体重増加の原因 | | |
| | | □体重経過 | | |
| | | □職歴・教育歴・妊娠出産歴 | | |
| | | □過去〜現在の身体および精神疾患の有無と治療状況 | | |
| | | □生活習慣（食事・運動・睡眠・喫煙・飲酒など） | | |
| | | □健康関連行動のアドヒアランス | | |
| | | □家族や職場での人間関係やストレス | | |
| | | □トラウマや虐待の有無 | | |
| | | □オベシティ・スティグマを受けた経験 | | |
| | | □減量・代謝改善手術への動機と期待度 | | |
| | 簡易構造化面接（MINI） | 精神疾患のスクリーニングと診断 | | |
| | | □大うつ病 | □広場恐怖 | □アルコール依存・乱用 |
| | | □気分変調症 | □社会不安障害 | □薬物依存・乱用 |
| | | □自殺の危険 | □強迫性障害 | □精神病性障害 |
| | | □躁病 | □全般的不安障害 | □神経性過食症 |
| | | □パニック障害 | □PTSD | □反社会性パーソナリティ障害 |
| 心理テスト | 肥満に関連する精神症状・食行動などの評価 | □うつ症状：PHQ-9（またはBDI-2，CES-D） | | |
| | | □むちゃ食い症状：BES | | |
| | | □知的機能：ウェクスラー知能検査（WAIS-IV） | | |
| | | □パーソナリティ：ロールシャッハ・テスト，NEO-FFI | | |
| | | □睡眠障害：アテネ不眠尺度，PSQI，ESS | | |

MINI: Mini International Neuropsychiatric Interview, PTSD: Post Traumatic Stress Disorder,
PHQ-9: Patient Health Questionnaire-9, BDI-2: Beck Depression Inventory-2,
CES-D: The Center for Epidemiologic Studies Depression Scale, BES: Binge Eating Scale,
WAIS: Wechsler Adult Intelligence Scale, NEO-FFI: Neuroticism-Extraversion-Openness Five-Factor Inventory,
PSQI: Pittsburgh Sleep Quality Index, ESS: Epworth Sleepiness Scale.

**表 4　メンタルヘルスからみた減量・代謝改善手術適応可否の判断チェックリスト**

| 項目 | チェックリスト |
|---|---|
| 手術適応除外事項 | □現在または最近の薬物依存・乱用，アルコール依存・乱用 |
| | □未治療または治療中でも症状が安定していない精神疾患<br>（うつ病，双極性障害，統合失調症，神経性過食症など） |
| 手術を延期または中止を慎重に考慮すべき事項 | □複数の自殺未遂歴または最近の自殺念慮・企図 |
| | □術前後に推奨される課題の実行に対する消極的態度・アドヒアランス不良 |
| | □重度の精神遅滞（IQ＜50） |
| | □境界性パーソナリティ障害 |
| | □手術によるリスクと利益の理解不足 |
| | □長期フォローアップへの参加意志の欠如 |
| | □深刻な日常生活上のストレスの存在 |
| | □自身のケアができない，ケア可能な家族／支援者がいない |

手術導入要件と手術適応基準

# 3 減量・代謝改善手術導入の要件

● 減量・代謝改善手術を行う施設では，専門的看護，栄養指導，運動指導，精神的・心理的サポートなどの知識と経験を持った多職種によるチーム医療を行うことが推奨される．
（推奨グレード　recommendation）
● 減量・代謝改善手術は，十分な知識と経験を有する外科医のもとで行うことが推奨される．
（推奨グレード　recommendation）

## 1）施設基準

減量・代謝改善手術の目的達成には，周術期の安全確保に加えて，術後長期にわたるフォローアップ体制が重要である．そのためには，日本糖尿病学会が認定する糖尿病専門医，日本肥満学会が認定する肥満症専門医を中核とする内科医，精神科医，外科医，その他の医療関係者との協働を図ることが不可欠である[5,6]．糖尿病専門医，肥満症専門医はそれぞれ，日常の糖尿病診療，肥満症診療を通して減量・代謝改善手術が治療の選択肢として望ましいと考えられる患者を選定する．手術を担当する外科医との緊密な協議・連携を通して個々の患者に対する減量・代謝改善手術の適確性を判断し，手術前後の内科的治療計画の策定と診療の実践を担う．

施設基準としては，日本肥満症治療学会の肥満症認定施設の要件に準じる必要がある．具体的には，①専門的看護，栄養指導，運動指導，精神的・心理的サポートなどが総合的に行なえるチーム医療体制が整っていること，②肥満症患者を安全に管理するために必要な設備が備えられていること，③対象患者についての術前検討会，術中偶発症や術後合併症の検討会などが定期的に開催され，患者の意見も反映される体制を有すること，④手術患者に対する長期的なフォローアップ体制が構築されていること，⑤患者サポートグループ（患者会）が組織されていることなどが要件とされている[4,60-65]．減量・代謝改善手術実施施設における看護・栄養食事指導・運動指導・精神的・心理的サポートなどの多職種チーム医療の実施に当たっては，日本肥満症治療学会が認定する肥満症総合治療セミナーなどの教育プログラムに定期的に参加し，施設認定を受けることが望ましい[64,65]．

各医療機関の術後フォローアップにおいては糖尿病専門医，肥満症専門医の指導・監督のもとに，日本肥満症治療学会が実施する減量・代謝改善手術に関する教育プログラムを受講するか，または日本肥満学会・日本糖尿病学会が実施する減量・代謝改善手術に関する教育プログラムを定期的にeラーニング受講している日本糖尿病療養指導士（日本糖尿病学会，日本病態栄養学会，日本糖尿病教育・看護学会の3学会が協力して設立した日本糖尿病療養指導士認定機構が認定）が多職種チーム医療の実施に当たることが望ましい[5,6]．

## 2）外科治療医の要件

外科治療にあたる術者の要件としては，①日本外科学会，または日本消化器外科学会の専門医であること，②初期症例では，減量・代謝改善手術20例以上の経験を持つ指導医の下で執刀医としての経験を有すること（表5），③日本肥満症治療学会と国際肥満代謝外科連盟（IFSO）の会員で，高度肥満症の病態，周術期管理，手術手技，合併症と修正手術に関して十分な知識と技能を有すること，④減

量・代謝改善手術の導入においては，日本肥満症治療学会の肥満症外科手術認定施設での見学・研修の経験を有することが望ましい（表6）．⑤日本肥満症治療学会，日本糖尿病学会，日本肥満学会，日本内視鏡外科学会やIFSOなどが推奨する減量・代謝改善手術に関連する教育セミナーやトレーニングコースを受講していることなどが要件とされる[4,63-65]．

#### 表5　日本肥満症治療学会における肥満症外科手術認定施設の申請資格[63]

認定施設として，次の各号（1〜13）に定める要件を必要とする．

| | |
|---|---|
| 1 | 肥満症外科手術の導入においては，肥満症外科手術認定施設での研修，または肥満症外科手術に熟練した指導医のもとで実施することが望ましい． |
| 2 | 施設における肥満症外科手術症例数が20例以上行われていること． |
| 3 | 肥満症外科治療に専念する外科医が決められていること． |
| 4 | ACLSまたは同等の生命維持に関する資格を持つ医師が存在すること． |
| 5 | 高度肥満症患者を安全に管理するために必要な設備が備えられていること． |
| 6 | 肥満症外科治療に対してチーム医療が実践され，専門的看護，栄養指導，運動指導，精神的・心理的サポートなどが総合的に行なえる体制が整っていること． |
| 7 | 肥満症外科治療に対するクリニカルパスと手技の定型化が行われていること． |
| 8 | 肥満症外科治療についての教育行事（症例検討会，合併症検討会等）が，定期的に開かれていること． |
| 9 | フォローアップ体制が構築され，その成績を報告できる体制にあること． |
| 10 | 患者サポートグループ（患者会）が組織されていること． |
| 11 | 肥満症外科手術を行った患者について，本学会データベースに登録を行っていること． |
| 12 | 申請施設から最近5年間で本学会学術集会の発表（100単位以上）と教育セミナーの受講歴（50単位以上）を認めること． |
| 13 | 申請施設から最近5年間で，1編以上の肥満症・肥満症外科手術に関する論文発表を認めること． |

#### 表6　日本肥満症治療学会における肥満症外科手術認定施設一覧（2021年3月現在）[63]

| | 施設名 | 診療科名 | 担当外科医 |
|---|---|---|---|
| 1 | 岩手医科大学附属病院 | 外科 | 佐々木章 |
| 2 | 東北大学病院 | 胃腸外科 | 田中直樹 |
| 3 | 自治医科大学附属病院 | 消化器外科 | 細谷好則 |
| 4 | 千葉大学医学部附属病院 | 食道・胃腸外科 | 羽成直行 |
| 5 | 東邦大学医療センター佐倉病院 | 外科 | 大城崇司 |
| 6 | 四谷メディカルキューブ | 減量・糖尿病外科センター | 笠間和典 |
| 7 | 東京都立多摩総合医療センター | 減量・肥満・代謝外科 | 畑尾史彦 |
| 8 | 岡崎市民病院 | 外科 | 石山聡治 |
| 9 | 草津総合病院 | 肥満症外科治療センター | 戸川　剛 |
| 10 | 滋賀医科大学医学部附属病院 | 消化器外科 | 山口　剛 |
| 11 | 武田総合病院 | 外科 | 岩田辰吾 |
| 12 | 関西医科大学附属病院 | 消化器外科 | 井上健太郎 |
| 13 | 大阪大学医学部附属病院 | 消化器外科 | 土岐祐一郎 |
| 14 | 千船病院 | 減量・糖尿病外科 | 北浜誠一 |
| 15 | 九州大学病院 | 先端医工学診療部 | 江藤正俊 |
| 16 | 大分大学医学部附属病院 | 消化器外科 | 太田正之 |
| 17 | 大浜第一病院 | 外科 | 稲嶺　進 |
| 18 | 北海道大学病院 | 消化器外科Ⅱ | 平野　聡 |
| 19 | 愛媛大学医学部附属病院 | 消化器腫瘍外科 | 渡部祐司 |

# 4 減量・代謝改善手術の手術法

● わが国で実施されている主な減量・代謝改善手術は，腹腔鏡下調節性胃バンディング術，腹腔鏡下スリーブ状胃切除術，腹腔鏡下ルーワイ胃バイパス術と腹腔鏡下スリーブ状胃切除術及び十二指腸空腸バイパス術の 4 術式である．

　減量・代謝改善手術には，胃を小さく形成することで摂取量を制限する方法と，消化管（小腸）をバイパスすることで消化吸収を抑制する方法のいずれか，または，両者の組み合わせにより，体重減少を図るという考え方に基づいている．摂取制限手術には，調節性胃バンディング術（adjustable gastric banding, AGB）やスリーブ状胃切除術（sleeve gastrectomy, SG）が含まれ，摂取制限手術に吸収抑制手術を付加した術式にはルーワイ胃バイパス術（Roux-en-Y gastric bypass, RYGB）やスリーブ状胃切除術及び十二指腸空腸バイパス術（sleeve gastrectomy with duodenojejunal bypass, SG-DJB）がある（図 4）[4,66,67]．わが国では，減量・代謝改善手術の大部分は腹腔鏡下に施行されており，2020年の 1 年間における術式の割合は，SG（94.9%），SG-DJB（2.3%），RYGB（0.2%）である[66]．主要術式の特徴を表 7 に示す．

## 1）調節性胃バンディング術
　シリコン製バンドを胃上部に 30 mL 程度の胃嚢が形成されるように巻き付ける術式で，リザーバーからの生理食塩水の注入でバンド内側のバルーンを膨らませ，胃の締め付け具合を調整する．

## 2）スリーブ状胃切除術
　胃大彎側を切除して小彎側の胃をバナナ状（100 mL 程度）に残す手術で，消化管吻合がない安全な術式である．SG は，超重症肥満患者における十二指腸変換を伴う胆膵バイパス術の合併症を回避するための初回減量手術として開発されたが，減量成績と肥満関連健康障害の改善が良好な点から，現在は世界で最も多く施行されている[19,66]．

## 3）ルーワイ胃バイパス術
　胃上部に 50 mL 程度の胃嚢を形成し，胃空腸吻合と空腸空腸吻合を行う術式で，食事摂取量の減少に加えて，残胃，十二指腸から胆膵路に食物が通過しないことで，吸収が抑制される．ただし，遠位側に空置される胃が残るため，胃癌の多いわが国には適さない術式と考えられている．術前逆流性食道炎の合併例や SG で糖尿病の改善が期待できない重症糖尿病に対して選択されている．

## 4）スリーブ状胃切除術及び十二指腸空腸バイパス術
　胆膵バイパス術の変法として SG に空腸バイパスを付加した術式で，胃癌の多いわが国で開発された[68]．RYGB と同様に摂食制限に吸収抑制を加えた術式で，RYGB と同等の減量効果と糖尿病寛解が期待できる．SG で糖尿病の寛解が見込めない重症糖尿病患者に対して先進医療で行われている[21]．

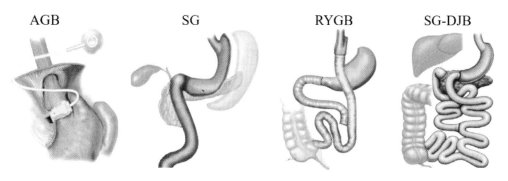

**図4 手術の種類（文献4より引用）**

調節性胃バンディング術（adjustable gastric banding, AGB）；スリーブ状胃切除術（sleeve gastrectomy, SG）；ルーワイ胃バイス術（Roux-en-Y gastric bypass, RYGB）；スリーブ状胃切除術及び十二指腸空腸バイパス術（sleeve gastrectomy with duodenojejunal bypass, SG-DJB）

**表7 わが国で施行されている主要術式の特徴（文献69より引用改変）**

| 術式 | 超過体重減少率（%）術後3年/5年 | 利点 | 合併症注意点 |
|---|---|---|---|
| SG | 68/66 | 代謝効果を有する吻合がないので安全性が高い早期再手術が少ない | 逆流性食道炎胃管狭窄難治性縫合不全 |
| RYGB | 81/78 | 代謝効果がSGよりも高いGERDに効果的である | 縫合不全は4%程度吻合部狭窄・潰瘍内ヘルニア・腸閉塞微量栄養素欠乏 |
| SG-DJB | 86/80 | 代謝効果がSGよりも高い幽門輪温存・胃運動機能保持ダンピング症状の回避 | 逆流性食道炎胃管狭窄実施施設が限定手術難度が高い |

# 文 献

1) Kasama K, et al. IFSO-APC consensus statement 2011. Obes Surg 2012; **22**: 677-684. ［EL6］

2) Rubino F, et al. Metabolic Surgery in the Treatment Algorithm for Type 2 Diabetes: A Joint Statement by International Diabetes Organizations. Diabetes Care 2016; **39**: 861-877. ［EL1］

3) American Diabetes Association. Obesity management for the treatment of type 2 diabetes: Standards of Medical Care in Diabetes-2020. Diabetes Care 2020; **43**（**Supplement 1**）: S89-S97. ［EL6］

4) 日本肥満症治療学会肥満外科治療ガイドライン策定委員会．日本における高度肥満症に対する安全で卓越した外科治療のためのガイドライン（2013年版）．http://plaza.umin.ne.jp/~jsto/gakujyutsu/updata/surgery_guideline_2013.pdf ［EL6］

5) 日本肥満学会編著．肥満症診療ガイドライン2016．ライフサイエンス出版，2016．［EL6］

6) 日本糖尿病学会編著．糖尿病診療ガイドライン2019．南江堂，2019．［EL6］

7) Mingrone G, et al. Bariatric-metabolic surgery versus conventional medical treatment in obese patients with type 2 diabetes: 5 year follow-up of an open-label, single-centre, randomised controlled trial. Lancet 2015; **386**: 964-973. ［EL2］

8) Schauer PR, et al. STAMPEDE Investigators. Bariatric surgery versus intensive medical therapy for diabetes 3-year outcomes. N Engl J Med 2014; **370**: 2002-2013. ［EL2］

9) Ribaric. G, et al. Diabetes and weight comparative studies of bariatric surgery vs conventional medical therapy: A systematic review and meta-analysis. Obes Surg 2014; **24**: 437-455. ［EL1］

10) Sjöström L, et al. Effects of bariatric surgery on mortality in Swedish obese subjects. N Engl J Med 2007; **357**: 741-752. [EL4a]

11) Carlsson LMS, et al. Life Expectancy after Bariatric Surgery in the Swedish Obese Subjects Study. N Engl J Med 2020; **383**: 1535-1543. [EL3]

12) Aminian A, et al. Association of metabolic surgery with major adverse cardiovascular outcomes in patients with type 2 diabetes and obesity. JAMA 2019; **322**: 1271-1282. [EL4a]

13) Yan G, et al. Long-term outcomes of macrovascular diseases and metabolic indicators of bariatric patients with a meta-analysis. PLos One 2019; **14**: e0224828. [EL1]

14) Sjöström L, et al. Association of bariatric surgery with long-term remission of type 2 diabetes and with microvascular and macrovascular complications. JAMA 2014; **311**: 2297-2304. [EL4a]

15) Sheng B, et al. The long-term effects of bariatric surgery on type 2 diabetes remission, microvascular complications, and mortality: a systemic review and meta-analysis. Obes Surg 2017; **27**: 2724-2732. [EL1]

16) Upala S, et al. Bariatric surgery reduces urinary albumin exertion in diabetic nephropathy: a systemic review and meta analysis. Surg Obes Relat Dis 2016; **12**: 1037-1044. [EL5]

17) Lindekilde N, et al. The impact of bariatric surgery on quality of life: a systematic review and meta-analysis. Obes Rev 2015; **16**: 639-651. [EL5]

18) Seki Y, et al. Long-term outcomes of laparoscopic sleeve gastrectomy in morbidly obese Japanese patients. Obes Surg 2016; **26**: 138-145. [EL5]

19) Haruta H, et al. Long-term outcomes of bariatric and metabolic surgery in Japan: Results of a multi-institutional survey. Obes Surg 2017; **27**: 754-762. [EL5]

20) Saiki A, et al. Background characteristics and postoperative outcomes of insufficient weight loss after laparoscopic sleeve gastrectomy in Japanese patients. Ann Gastroenterol Surg 2019; **26**: 638-647. [EL4b]

21) Naitoh T, et al. Efficacy of sleeve gastrectomy with duodenal-jejunal bypass for the treatment of obese severe diabetes patients in Japan: A retrospective multicenter study. Obes Surg 2018; **28**: 497-505. [EL4b]

22) Umemura A, et al. Prognostic factors and a new preliminary scoring system for remission of type 2 diabetes mellitus after laparoscopic sleeve gastrectomy. Surgery Today 2020; **50**: 1056-1064. [EL5]

23) Saiki A, et al. Background characteristics and diabetes remission after laparoscopic sleeve gastrectomy in Japanese patients with type 2 diabetes stratified by BMI: subgroup analysis of J-SMART. Diabetology International 2021; https://doi.org/10.1007/s13340-020-00487-x (Published Online) [EL5]

24) Heymsfield SB, Wadden TA. Mechanisms, Pathophysiology, and Management of Obesity. NEJM 2017; **376**: 254-266. [EL6]

25) Simon GE, et al. Association between obesity and psychiatric disorders in the US adult population. Arch Gen Psychiatry 2006; **63**: 824-830. [EL4b]

26) Saiki A, et al. Impact of mental health background and nutrition intake on medium-term weight loss in Japanese patients undergoing laparoscopic sleeve gastrectomy. Obes Facts 2020; **13**: 371-383. [EL4a]

27) 林 果林他. 高度肥満症患者に併存する精神疾患: うつ症状を中心に. 日心内会誌 2016; **20**: 267-272. [EL4b]

28) Sarwer DB, et al. Psychopathology, disordered eating, and impulsivity as predictors of outcomes of bariatric surgery. Surg Obes Relat Dis 2019; **15**: 650-655. [EL4a]

29) Yu Y, et al. Predictors of weight regain after sleeve gastrectomy: an integrative review. Surg Obes Relat Dis 2019; **15**: 995-1005. [EL2]

30) Sogg S, et al. Recommendations for the presurgical psychosocial evaluation of bariatric surgery patients. Surg Obes Relat Dis 2016; **12**: 731-749. [EL6]

31) Mechanick JI, at al. AACE/TOS/ASMBS Guidelines. Clinical Practice Guidelines for the Perioperative Nutritional, Metabolic, and Nonsurgical Support of the Bariatric Surgery Patient—2013 Update. Endocr Pract 2013; **19**: e1-e36. [EL6]

32) Eldar S, et al. A focus on surgical preoperative evaluation of the bariatric patient—the Cleveland Clinic protocol and review of the literature. Surgeon 2011; **9**: 273-277. [EL6]

33) Hout GCM, et al. Psychosocial predictors of success following bariatric surgery. Obes Surg 2005; **15**: 552-560. [EL1]

34) Pull CB. Current psychological assessment practices in obesity surgery programs: what to assess and why. Curr Opin Psychiatry 2010; **23**: 30-36. [EL6]

35) Fabricatore AN, et al. How do mental health professionals evaluate candidates for bariatric surgery? Survey results. Obes Surg 2005; **15**: 567-573. [EL4a]

36) Mechanick JI, et al. Clinical practice guidelines for the perioperative nutrition, metabolic, and nonsurgical sup-

port of patients undergoing bariatric procedures–2019 update. Endocr Practice 2019; **25**: 1346-1359. ［EL6］

37) Wharton S, et al. Obesity in adults: a clinical practice guideline. CMAJ 2020; **192**: E875-E891. ［EL6］

38) Rubino F, et al. Joint international consensus statement for ending stigma of obesity. Nat Med 2020; **26**: 485-497. ［EL6］

39) Arora M, et al. Stigma and obesity: the crux of the matter. Lancet Public Health 2019; **4**: E549-E550. ［EL6］

40) Albury C, et al. The importance of language in engagement between health-care professionals and people living with obesity: a joint consensus statement. Lancet Diabetes Endocrinol 2020; **8**: 447-455. ［EL6］

41) Spahlholz J, et al. Obesity and discrimination—a systematic review and meta-analysis of observational studies. Obes Rev 2016; **17**: 43-55. ［EL1］

42) Kaly P, et al. Unrealistic weight loss expectations in candidates for bariatric surgery. Surg Obes Relat Dis 2008; **4**: 6-10. ［EL4b］

43) Lier HØ, et al. Psychiatric disorders and participation in pre- and postoperative counselling groups in bariatric surgery patients. Obes Surg 2011; **21**: 730-737. ［EL4b］

44) Sawamoto R, et al. Predictors of successful long-term weight loss maintenance: a two-year follow-up. BioPsychoSoc Med 2017; **11**: 14. ［EL4a］

45) Dawes AJ, et al. Mental health conditions among patients seeking and undergoing bariatric surgery. A meta-analysis. JAMA 2016; **315**: 150-163. ［EL1］

46) Cassin S, et al. Psychometric Properties of the Patient Health Questionnaire（PHQ-9）as a Depression Screening Tool for Bariatric Surgery Candidates. Psychosomatics 2013; **54**: 352-358. ［EL4b］

47) Pinto TF, et al. Obesity, Hypersomnolence, and Quality of Sleep: The Impact of Bariatric Surgery. Obes Surg 2017; **27**: 1775-1779. ［EL4a］

48) Grupski AE, et al. Examining the Binge Eating Scale in Screening for Binge Eating Disorder in Bariatric Surgery Candidates. Obes Surg 2013; **23**: 1-6. ［EL4b］

49) 小山朝一他. ロールシャッハ・テストを用いた肥満症患者の性格特性分析―ハイラムダスタイルについて―. 肥満研究 2009; **15**: 39-44. ［EL4b］

50) 林 果林他. 肥満症患者の心理的側面の特徴―ロールシャッハ変数の比較分析から―. 心身医 2016; **56**: 920-930. ［EL4b］

51) Wimmelmann CL, et al. Association of personality with body mass index and obesity in a large late midlife community sample. Obes Facts 2018; **11**: 129-143. ［EL4b］

52) Provost DA. Indications and Contraindications for Bariatric Surgery. In: Nugyen NT, et al（eds）: The ASMBS Textbook of Bariatric Surgery, Vol 1. pp. 73-76, Springer. New York, 2015. ［EL6］

53) De Luca M, at al. Indications for Surgery for Obesity and Weight-Related Diseases: Position Statements from the International Federation for the Surgery of Obesity and Metabolic Disorders（IFSO）. Obes Surg 2020; **26**: 1659-1696. ［EL6］

54) Fried M, et al. Interdisciplinary European Guidelines on Metabolic and Bariatric Surgery. Obes Facts 2013; **6**: 449-468. ［EL6］

55) Flores CA. Psychological assessment for bariatric surgery. Arq Bras Cir Dig 2014; **27**: 59-62. ［EL1］

56) Clark MM, et al. Psychosocial factors and 2-year outcome following bariatric surgery for weight loss. Obes Surg 2003; **13**: 739-745. ［EL4a］

57) Heinberg L, Ashton K. History of substance abuse relates to improved postbariatric body mass index outcomes. Surg Obes Relat Dis 2010; **6**: 417-421. ［EL6］

58) Applegate KL, Friedman KE. Introduction to psychological consultations for bariatric surgery patients. In: Still C, Sarwer DB, Blankenship J（eds）: The ASMBS textbook of bariatric surgery, Vol 2. pp. 33-42, Springer. New York, 2014. ［EL6］

59) Peterhänsel C, et al. Obesity and co-morbid psychiatric disorders as contraindications for bariatric surgery? Int J Surg Case Rep 2014; **5**: 1268-1270. ［EL5］

60) American Diabetes Association. Standards of Medical Care in Diabetes－2010. Diabetes Care 2010; 33（Supplement 1）: S11-61. ［EL6］

61) Melissas J. IFSO guidelines for safety, quality, and excellence in bariatric surgery. Obes Surg 2008; **18**; 497-500. ［EL6］

62) SAGES Guidelines Committee. SAGES guideline for clinical application of laparoscopic bariatric surgery. Surg Endosc 2008; **22**: 2281-2300. ［EL6］

63) 肥満症外科手術認定施設審査業務. 日本肥満症治療学会ホームページ. http://plaza.umin.ne.jp/~jsto/gekashisetsu/ninteishinsa2020.html ［EL6］

手術導入要件と手術適応基準

64) 日本内視鏡外科学会ならびに日本肥満症治療学会における腹腔鏡下肥満・糖尿病外科手術の導入要件.
http://plaza.umin.ne.jp/~jsto/about/pdf/dounyuyouken.pdf［EL6］

65) 日本肥満症治療学会治療ガイドライン委員会編著. 肥満症診の総合的治療ガイド. コンパス出版局, 2013.
［EL6］

66) 日本肥満症治療学会保険委員会. 緊急アンケート調査2021. http://plaza.umin.ne.jp/~jsto/about/pdf/
questionnairesurvey2021.pdf［EL4b］

67) Sasaki A, et al. Current status of bariatric surgery in Japan and effectiveness in obesity and diabetes. J Gastro-
enterol 2014; **49**: 57-63.［EL5］

68) Kasama K, et al. Laparoscopic sleeve gastrectomy with duodenojejunal bypass: technique and preliminary
results. Obes Surg 2009; **19**: 1341-1345.［EL5］

69) Ohta M, et al. Current status of laparoscopic bariatric/metabolic surgery in Japan: The sixth nationwide survey
by the Japan Consortium of Obesity and Metabolic Surgery. Asian J Endosc Surg 2021; **14**: 170-177.［EL4b］

# 第3章

減量・代謝改善手術の
効果予測と術式選択

# 1 減量・代謝改善手術の2型糖尿病改善に影響を与える因子

## 1）手術により寛解が期待できる症例

● 内科的治療に抵抗性で，インスリン分泌能が比較的保持され，肥満に伴うインスリン抵抗性が高い症例は寛解が期待でき，手術が推奨される．（推奨グレード **recommendation**）

## 2）寛解とならなくても薬剤の減量が期待できる症例

● 糖尿病罹病歴が長くインスリン分泌能が低下したような症例においても，インスリン投与量や糖尿病治療薬の顕著な減量など，糖尿病寛解基準に至らずとも減量・代謝改善手術の有用性は高いため，手術を考慮してもよい．（推奨グレード **consideration**）

減量・代謝改善手術の糖尿病改善効果は非常に高く，多くの症例で糖尿病の改善が見られる[1-5]．

糖尿病治療薬を用いずに血糖コントロールが正常化する，いわゆる臨床的な寛解（糖尿病治療薬の使用なし，かつ HbA1c＜6.5％）を達成できる症例も多く，手術の高い有用性が示されている[1-5]．しかし，術後，改善効果が見られない症例や，いったん改善したものの長期的には再燃する症例もあることから，術前に糖尿病改善効果を予測することは，手術術式の選択や手術時期の決定に有用である．また，寛解は得られなくても，治療薬の減量や，血糖コントロールの改善効果が得られれば，合併症発生リスクの軽減や，医療経済学的な面からも有益である．

減量・代謝改善手術後の糖尿病改善効果を予測する因子の研究は，活発に行われており多くの報告がされている．最も代表的な効果予測因子としては，年齢・術前体重／BMI・性別・血中Cペプチド濃度・糖尿病罹患期間・術前 HbA1c・インスリン使用歴・糖尿病治療薬の種類／投与数・術前空腹時血糖値・術式などが挙げられる[6-13]．

なかでも，インスリン分泌予備能を反映する血中Cペプチド濃度が高い・糖尿病罹患期間が短い・若年者・インスリン使用歴のない症例では高い確率で寛解が得られる[6-12]．

また術前のインスリン抵抗性を反映するBMIが高い症例で改善効果が高いとされているが，近年ではBMIが 30 kg/m² 前後の比較的低体重の2型糖尿病に対しても，高い改善効果を示すことが分かっており，体重やBMIは予測因子としての重要性はそれほど高くないと考えられる[7,8,15,16]．

このような結果から見ると，減量・代謝改善手術によって高い効果が期待できるのは，内科的治療が奏功せずに長期間血糖コントロールが不良な症例や，すでにインスリン分泌能が低下したインスリン使用例ではなく，インスリン分泌能が比較的保持されており，減量によってインスリン抵抗性の改善が期待できる症例である．しかしながら，糖尿病寛解基準に至らずとも，インスリン投与量の顕著な減量など，罹病歴が長くインスリン分泌能が低下した症例における医療・経済的な有用性に関するコンセンサス作成も，今後の重要な課題である．

減量・代謝改善手術の効果予測と術式選択

# 2 減量・代謝改善手術後の２型糖尿病の改善効果を予測するスコア

## １）代表的な予測スコア

● 術後の糖尿病改善効果を予測するため，いくつかの因子を組み合わせた予測スコアが提唱されている．代表的なスコアとしては，ABCD スコア，DiaRem スコア，Advanced Dia-Rem スコア，Individualized Metabolic Surgery（IMS）スコア，DiaBetter スコアなどがあり，いずれも改善効果を有効に予測することができる．

## ２）日本人に適した効果予測スコア

● ABCD スコアはそれぞれの因子の客観性も高く，算出が簡便で，寛解予測能が優れており，日本人を含めたアジア人のデータをもとに作成されたため，日本人に適した予測スコアであると考えられる．（推奨グレード　recommendation）

　　術後の改善効果予測因子は，単独では予測能はそれほど高くない．いくつかの因子を組み合わせて総合的に判断することでより精度が高くなるものであり，複数の因子を用いた寛解予測スコアがいくつか提唱されている．

　　主な予測スコアとしては，ABCD スコア（年齢：Age，体格指数：BMI，血中 C ペプチド濃度：sCPR，糖尿病罹患期間：Duration of disease）[13,14,17,18]，DiaRem スコア（年齢，術前 HbA1c，インスリン使用歴，糖尿病治療薬の種類）[19]，Advanced DiaRem スコア（年齢，術前 HbA1c，インスリン使用歴，経口糖尿病薬の有無及び投与数，糖尿病罹患期間）[20]，Individualized Metabolic Surgery（IMS）スコア（術前 HbA1c，糖尿病罹患期間，インスリン以外の糖尿病治療薬の投与数，インスリン使用歴）[21]，DiaBetter スコア（術前 HbA1c，糖尿病罹患期間，糖尿病治療薬の種類）[22] などがあり，いずれも改善効果を有効に予測することができる（表 8）．

　　これらのスコアは単に効果を予測するのみではなく，術式の選択の際の指標とされており，IMS スコアではその点数に応じた術式が推奨される[21]．わが国でも 2018 年に先進医療として認められたスリーブ状胃切除術及び十二指腸空腸バイパス術（以下：スリーブバイパス術）は，ABCD スコアとインスリン使用歴を適応選択の指標として用いることを提案している[23]．

　　ABCD スコアはアジアの多施設のデータをもとに作成されたスコア（表 9）であり，DiaRem スコア，Ad-DiaRem スコア，IMS スコアは欧米の症例データをもとに作成されたものである．これらのスコアで重要なことは，その予測能もさることながら，スコアと寛解率が相関すること，スコアの算出が客観的指標に基づいて行えること，簡単に算出できることである．

　　DiaRem スコアなどで採用されている糖尿病治療薬の種類といった因子は，診療する医師の考え方が反映されるため，客観性にかけるのではといった指摘もある．また IMS スコアでは，アジア人の場合に，スコアによって推奨される術式が，改善効果とよく相関しないという指摘もある[24]（図 5）が，

東アジアの多施設共同研究ではABCDスコアと同等という報告もある[25].

ABCDスコアはそれぞれの因子の客観性も高く，算出が簡便で，寛解予測能が優れており（表10），日本人を含めたアジア人のデータをもとに作成されたため，日本人に適した予測スコアであると考えられる[22-30].

表8　代表的な糖尿病寛解予測スコアとその因子（文献13，19，20-22より引用）

| | 年齢 | 術前BMI | 術前空腹時血中Cペプチド | 糖尿病罹患期間 | 糖尿病治療薬使用数 | 糖尿病治療薬種類 | インスリン使用の有無 | 術前HbA1c |
|---|---|---|---|---|---|---|---|---|
| ABCD | ○ | ○ | ○ | ○ | | | | |
| DiaRem | ○ | | | | | ○ | ○ | ○ |
| Ad-DiaRem | ○ | | | ○ | ○ | ○ | ○ | ○ |
| IMS | | | | ○ | ○ | | ○ | ○ |
| DiaBetter | | | | ○ | | ○ | | ○ |

表9　ABCDスコア：各因子のスコアの和で算出される（文献17より引用）

| Score | 0点 | 1点 | 2点 | 3点 |
|---|---|---|---|---|
| Age（年齢：才） | ≧40 | ＜40 | | |
| BMI（kg/m²） | ＜27 | 27-34.9 | 35-41.9 | ≧42 |
| CPR：血中Cペプチド（ng/mL） | ＜2.0 | 2-2.9 | 3-4.9 | ≧5 |
| Duration：糖尿病罹患期間（年） | ＞8 | 4-8 | 1-3.9 | ＜1 |

表10　スリーブ状胃切除術施行後のABCDスコアごとの2型糖尿病寛解率（文献14より引用）

| ABCD score | N | Remission at 1 year N（%） | Remission at 5 years N（%） | P value | Recurrence N（%） |
|---|---|---|---|---|---|
| 10-9 | 7 | 7（100%） | 4（57.1%） | 0.192 | 3/7（42.8%） |
| 8-7 | 22 | 19（86.4%） | 15（68.2%） | 0.281 | 4/19（15.8%） |
| 6-5 | 16 | 7（43.8%） | 4（25.0%） | 0.458 | 3/7（42.8%） |
| 4-3 | 12 | 4（33.3%） | 1（8.3%） | 0.317 | 3/4（75.0%） |
| 2-0 | 2 | 0（0.0%） | 0（0.0%） | − | − |
| Total | 59 | 37（62.7%） | 24（42.4%） | 0.027 | 13/37（35.1%） |

減量・代謝改善手術の効果予測と術式選択

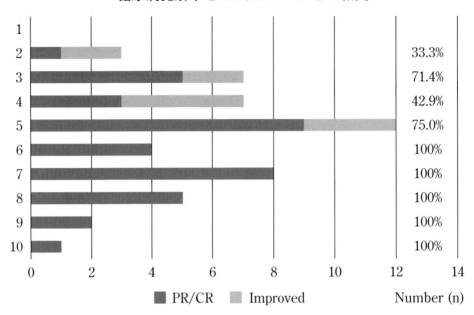

糖尿病寛解率と ABCD スコアとの相関

| | 33.3% |
| | 71.4% |
| | 42.9% |
| | 75.0% |
| | 100% |
| | 100% |
| | 100% |
| | 100% |
| | 100% |

■ PR/CR　■ Improved　　　　　Number (n)

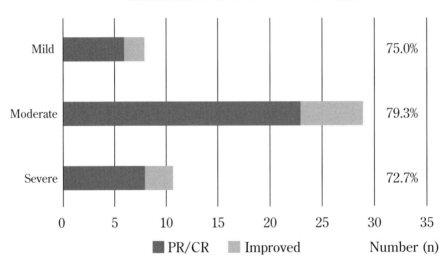

糖尿病寛解率と IMS スコアとの相関

| Mild | 75.0% |
| Moderate | 79.3% |
| Severe | 72.7% |

■ PR/CR　■ Improved　　　　　Number (n)

図5　日本人高度肥満症患者における主な糖尿病寛解予測スコアとスリーブ状胃切除術後12か月の糖尿病寛解率（文献24より転載）

　　A：ABCD スコア，B：IMS スコア（文献24より転載）
　　PR：部分寛解（partial remission）
　　CR：完全寛解（complete remission）
　　Improved：改善

# 3 糖尿病寛解予測スコアを基にした 手術術式選択

## 1）日本人の術式選択に適した寛解予測スコア

- 術式選択に用いる寛解予測スコアとしては ABCD スコアが推奨される.
  （推奨グレード　recommendation）

## 2）スリーブ状胃切除術が適応となる症例

- 糖尿病罹患歴が短く，インスリン分泌能がよく保持されている肥満 2 型糖尿病症例ではスリーブ状胃切除術が推奨される.（推奨グレード　recommendation）

## 3）日本人に適した消化管バイパス術と消化管バイパス術を考慮すべき症例

- 糖尿病の寛解率は，消化管バイパス術などの吸収抑制付加手術において高いため，インスリン分泌能が低下している症例では，本手術の適応を考慮する.
  （推奨グレード　consideration）
- 消化管バイパス術を選択する場合は，現在わが国ではスリーブ状胃切除術及び十二指腸空腸バイパス術（スリーブバイパス術）が先進医療 A として承認されているのみであるため，スリーブバイパス術を第一選択とすることを考慮する.（推奨グレード　consideration）
- ABCD スコアが 5 点以下または，インスリンを使用している肥満 2 型糖尿病には，スリーブバイパス術を選択することも考慮する.（推奨グレード　consideration）

　年齢，BMI，血中 C ペプチドと糖尿病罹患期間により算出される ABCD スコア（10点満点）は簡便で客観性が高く，日本人症例の術後成績とも良く相関し，臨床的に使用されている[23-26].

　現在行われている主な手術術式は，摂食制限を主体とした摂食制限手術と，これに消化管バイパス術などの吸収抑制手術を付加した術式に大別される[31].　わが国においては2021年時点で，スリーブ状胃切除術が保険収載されており，スリーブバイパス術が先進医療 A として承認されているが，それ以外は私費診療として施行されているのみである.　わが国においては，胃バイパス術後は空置された遠位の胃の内視鏡による観察が困難になることから，胃癌の早期発見が遅れることが懸念され，導入している施設は少ない.　一方スリーブバイパス術は残胃の内視鏡での観察も容易であり，減量効果，糖尿病改善効果も高いため，日本人にあったバイパス術と考えられている[32,33].

　スリーブ状胃切除術は，世界で最も多く実施されている術式で，わが国でも保険収載されている.日本人肥満 2 型糖尿病183名に対するスリーブ状胃切除術後 3 年の成績では，糖尿病改善効果は ABCDスコアとよく相関しており，体重減少効果と共に海外と同等な成績が報告されている[26].　また，日本

肥満症治療学会認定10施設でスリーブ状胃切除術を施行した日本人高度肥満症322名（平均BMI 43.7 kg/m$^2$）の術後2年の成績を解析したJ-SMART研究では，総体重減少率と糖尿病改善効果が相関していることが示され，糖尿病寛解における総体重減少率のカットオフ値は20.8%であった[34]．またわが国の8施設のスリーブ状胃切除術ならびにスリーブバイパス術施行症例298例を対象とした多施設共同研究では，ABCDスコアが6点以上の比較的インスリン分泌能が保持された症例では，スリーブ状胃切除術後1年の糖尿病寛解率は95.0%であった．

しかし，ABCDスコアが5点以下もしくはインスリン使用例といった，インスリン分泌能が低下した症例では，スリーブバイパス術[32]を施行することにより，高い改善効果が得られることが示されている[23]（表11，12）．また台湾の単施設で行われた579例を対象とした後方視的研究では，スリーブ状胃切除術と胃バイパス術後1年の糖尿病寛解率の比較においてもABCDスコアが低い症例では胃バイパス術の方が寛解率が高いことが示されている[17]．一般に2型糖尿病寛解については，摂食制限手術よりも消化管バイパス術の方が高いことが報告されている[35]．

しかし，一方でこれら報告の多くは短期成績をもとにしたもので，長期的な糖尿病改善効果における，術式ごとの効果の違いに関する明確な結論は出ていないことも踏まえておく必要がある[36,37]．

最終的には，各術式の特徴，合併症や修正手術を十分に理解し，症例の病態に応じた術式選択が重要である．

表11 ABCDスコア≦5症例での術後12か月における術式ごとの2型糖尿病の改善効果と効果予測因子（文献23より引用）

| Valuables | CR/PR | Improve/NC | Univariate analysis | Multivariate logistic regression analysis | | |
|---|---|---|---|---|---|---|
| | $n$=102 (70.3%) | $n$=43 | $p$ value | Odds ratio | 95% CI | $p$ value |
| Surgical procedures | | | 0.019 | | | |
| LSG | 47 (61.8%) | 29 | | | | |
| LSG/DJB | 55 (79.7%) | 14 | | 5.140 | 2.070–12.762 | <0.001 |
| Sex | | | 0.962 | | | |
| Male | 47 | 20 | | | | |
| Female | 55 | 23 | | | | |
| Age<40 years old | 7 | 3 | 0.980 | | | |
| BMI>42 kg/m$^2$ | 39 | 17 | 0.883 | | | |
| Complications within 30 days (C-D≧3) | 4 | 5 | 0.079 | 3.993 | 0.880–18.111 | 0.073 |
| Duration of diabetes <4 years | 13 | 2 | 0.144 | 2.691 | 0.503–14.409 | 0.248 |
| No-insulin use | 69 | 16 | 0.001 | 4.247 | 1.797–10.034 | 0.001 |
| HbA1c≦6.7% | 24 | 4 | 0.047 | 2.927 | 0.832–10.295 | 0.094 |
| sCPR≧3.0 ng/mL | 39 | 12 | 0.234 | | | |

表12 インスリン使用症例での術後12か月における術式ごとの2型糖尿病の改善効果と効果予測因子（文献23より引用）

| Valuables | CR/PR | Improve/NC | Univariate analysis | Multivariate logistic regression analysis | | |
|---|---|---|---|---|---|---|
| | n=47 (60.3%) | n=31 | p value | Odds ratio | 95% CI | p value |
| Surgical procedures | | | 0.007 | | | |
| LSG | 13 (41.9%) | 18 | | | | |
| LSG/DJB | 34 (72.3%) | 13 | | 5.141 | 1.749– 15.111 | 0.003 |
| Age<40 years old | 11 | 5 | 0.431 | | | |
| BMI>42 kg/m$^2$ | 24 | 15 | 0.817 | | | |
| sCPR≧3.0 ng/mL | 22 | 11 | 0.320 | | | |
| Duration of diabetes <4 years | 11 | 2 | 0.038 | 4.860 | 0.875– 27.011 | 0.071 |
| HbA1c≦6.7% | 6 | 1 | 0.124 | 10.145 | 0.975–105.582 | 0.053 |

# 文　献

1) Cresci B, et al. Metabolic surgery for the treatment of type 2 diabetes: A network meta-analysis of randomized controlled trials. Diabetes Obes Metab 2020; **22**: 1378-1387.〔EL1〕

2) Cummings DE, et al. Bariatric/Metabolic Surgery to treat Type 2 Diabetes in patients with a BMI ＜35 kg/m². Diabetes Care 2016; **39**: 924-933.〔EL1〕

3) Sjöström L, et al. Association of bariatric surgery with long-term remission of Type 2 Diabetes and with microvascular and macrovascular complications. JAMA 2014; **311**: 2297-2304.〔EL4a〕

4) Schauer PR, et al. Bariatric surgery versus intensive medical therapy for diabetes—5-year outcomes. N Engl J Med 2017; **376**: 641-651.〔EL2〕

5) Mingrone G, et al. Bariatric-metabolic surgery versus conventional medical treatment in obese patients with type 2 diabetes: 5 year follow-up of an open-label, single-centre, randomised controlled trial. Lancet 2015; **386**: 964-973.〔EL2〕

6) Dang JT, et al. Predictive factors for diabetes remission after bariatric surgery. Can J Surg 2019; **62**: 315-319. 〔EL5〕

7) Capoccia D, et al. Long-term metabolic effects of laparoscopic sleeve gastrectomy. Obes Surg 2018; **28**: 2289-2296.〔EL5〕

8) Vidal J, et al. Type 2 diabetes mellitus and the metabolic syndrome following sleeve gastrectomy in severely obese subjects. Obes Surg 2008; **18**: 1077-1082.〔EL4a〕

9) Capoccia D, et al. Weight regain and diabetes evolution after sleeve gastrectomy: a cohort study with over 5 years of follow-up. Obes Surg 2020; **30**: 1046-1051.〔EL4b〕

10) Viscido G, et al. Obese patients with Type 2 Diabetes: Outcomes after laparoscopic sleeve gastrectomy. J Laparoendosc Adv Surg Tech A 2019; **29**: 655-662.〔EL5〕

11) Ramos-Levi AM, et al. Statistical models to predict type 2 diabetes remission after bariatric surgery. J Diabetes 2014; **6**: 472-477.〔EL5〕

12) Ohira M, et al. Determinants of type 2 diabetes remission after bariatric surgery in obese Japanese patients: A retrospective cohort study. Diabetol Int 2021; https://doi.org/10.1007/s13340-021-00493-7.〔EL4b〕

13) Lee WJ, et al. Predicting success of metabolic surgery: age, body mass index, C-peptide, and duration score. Surg Obes Relat Dis 2013; **9**: 379-384.〔EL5〕

14) Lee MH, et al. Laparoscopic Sleeve Gastrectomy for Type 2 Diabetes Mellitus: Long-Term Result and Recurrence of Diabetes. Obes Surg 2020; **30**: 3669-3674.〔EL5〕

15) Seki Y, et al. The effects of laparoscopic sleeve gastrectomy with duodenojejunal bypass on Japanese patients with BMI ＜35 kg/m² on Type 2 Diabetes Mellitus and the prediction of successful glycemic control. Obes Surg 2018; **28**: 2429-2438.〔EL5〕

16) Seki Y, et al. Metabolic surgery for inadequately controlled type 2 diabetes in nonseverely obese Japanese: a prospective, single-center study. Surg Obes Relat Dis 2018; **14**: 978-985.〔EL5〕

17) Lee WJ, et al. Metabolic surgery for diabetes treatment: Sleeve gastrectomy or gastric bypass? World J Surg 2017; **41**: 216-223.〔EL3〕

18) Lee WJ, et al. Laparoscopic sleeve gastrectomy for type 2 diabetes mellitus: predicting the success by ABCD score. Surg Obes Relat Dis 2015; **11**: 991-996.〔EL5〕

19) Still CD, et al. A probability score for preoperative prediction of type 2 diabetes remission following RYGB surgery. Lancet Diabetes Endocrinol 2014; **2**: 38-45.〔EL4b〕

20) Aron-Wisnewsky J, et al. The advanced-DiaRem score improves prediction of diabetes remission 1 year post-Roux-en-Y gastric bypass. Diabetologia 2017; **60**: 1892-1902.〔EL4a〕

21) Aminian A, et al. Individualized Metabolic Surgery Score: Procedure selection based on diabetes severity. Ann Surg 2017; **266**: 650-657.〔EL5〕

22) Pucci A, et al. Type 2 diabetes remission 2 years post Roux-en-Y gastric bypass and sleeve gastrectomy: the role of the weight loss and comparison of DiaRem and DiaBetter scores. Diabet Med 2018; **35**: 360-367. 〔EL4a〕

23) Naitoh T, et al. Efficacy of sleeve gastrectomy with duodenal-jejunal bypass for the treatment of obese severe diabetes patients in Japan: A retrospective multicenter study. Obes Surg 2018; **28**: 497-505.〔EL4b〕

24) Umemura A, et al. Prognostic factors and a new preliminary scoring system for remission of type 2 diabetes mellitus after laparoscopic sleeve gastrectomy. Surg Today 2020; **50**: 1056-1064.〔EL5〕

25) Ohta M, et al. Prediction of long-term diabetes remission after metabolic surgery in obese East Asian patients:

A comparison between ABCD and IMS scores. Obes Surg 2021; **31**: 1485-1495.［EL4b］

26） Haruta H, et al. Long-term outcomes of bariatric and metabolic surgery in Japan: Results of a multi-institutional survey. Obes Surg 2017; **27**: 754-762.［EL5］

27） Cotillard A, et al. Type 2 diabetes remission after gastric bypass: What is the best prediction tool for clinicians? Obes Surg 2015; **25**: 1128-1132.［EL4b］

28） Lee WJ, et al. Preoperative prediction of type 2 diabetes remission after gastric bypass surgery: A comparison of DiaRem scores and ABCD scores. Obes Surg 2016; **26**: 2418-2424.［EL4b］

29） Chen JC, et al. Prediction of type 2 diabetes remission after metabolic surgery: A comparison of the individualized metabolic surgery score and the ABCD score. Surg Obes Relat Dis 2018; **14**: 640-645.［EL4b］

30） Shen SC, et al. Validating risk prediction models of diabetes remission after sleeve gastrectomy. Obes Surg 2019; **29**: 221-229.［EL4b］

31） 日本肥満症治療学会肥満外科治療ガイドライン策定委員会．日本における高度肥満症に対する安全で卓越した外科治療のためのガイドライン（2013年版）．http://plaza.umin.ne.jp/~jsto/gakujyutsu/updata/surgery_guideline_2013.pdf［EL6］

32） Kasama K, et al. Laparoscopic sleeve gastrectomy with duodenojejunal bypass: technique and preliminary results. Obes Surg 2009; **19**: 1341-1345.［EL5］

33） Ohta M, et al. Current status of laparoscopic bariatric/metabolic surgery in Japan: The sixth nationwide survey by the Japan Consortium of Obesity and Metabolic Surgery. Asian J Endosc Surg 2021; **14**: 170-177.［EL4b］

34） Saiki A, et al. Background characteristics and postoperative outcomes of insufficient weight loss after laparoscopic sleeve gastrectomy in Japanese patients. Ann Gastroenterol Surg 2019; **26**: 638-647.［EL4b］

35） Ding L, et al. Comparative effectiveness of bariatric surgeries in patients with obesity and type 2 diabetes mellitus: A network meta-analysis of randomized controlled trials. Obes Rev 2020; **21**: e13030.［EL4b］

36） Park CH, et al. Comparative efficacy of bariatric surgery in the treatment of morbid obesity and diabetes mellitus: a systematic review and network meta-analysis. Obes Surg 2019; **29**: 2180-2190.［EL1］

37） Lee Y, et al. Laparoscopic sleeve gastrectomy versus laparoscopic Roux-en-Y gastric bypass: A systematic review and meta-analysis of weight loss, comorbidities, and biochemical outcomes from randomized controlled trials. Ann Surg 2021; **273**: 66-74.［EL1］

# 第4章

## 周術期管理と
## フォローアップ体制

　減量・代謝改善手術では，術前の準備から術後のフォローアップを通じて，通常の外科手術とは異なった様々な特徴が存在する．高度肥満症患者の腹部手術は難易度が高く，リスクを減らすために術前の減量や栄養評価を行うことが推奨され，周術期の合併症予防に細心の注意を要する．また複数の肥満関連健康障害を有していることが多く，手術に向けて内科的疾患の管理と術後の長期間にわたるフォローアップが必要である．もっとも特徴的な点は，高度肥満症においては精神・心理社会面の問題を抱えている患者が多く，手術の前後を通じてのメンタルヘルスのサポートが欠かせないことである．このような課題に対応しながら，減量・代謝改善手術の安全性と効果を高めるため，外科医，内科医，メンタルヘルスの専門家（精神科医・心療内科医・公認心理師等），麻酔科医，管理栄養士，看護師，理学療法士，ソーシャルワーカーなどがチームを構成し，多職種の医療者が連携しながら術前，周術期から術後のフォローアップまで関わっていくことが推奨される．

　第4章では減量・代謝改善手術の適応であると判断された肥満2型糖尿病患者，すなわちBMI 35 kg/m$^2$ 以上であるか，あるいは糖尿病専門医や肥満症専門医による治療で6か月以内に5％以上の体重減少が得られないか得られても血糖コントロールが不良な患者を想定して記述している．したがって，第4章で述べる術前管理とは，第1章に記載されている「肥満2型糖尿病に対する診療」が行われていることを前提に，さらに追加すべき管理項目に主眼を置いている．ただし，外科治療の適応と判断された場合でも，手術の適応から外れ，延期または中止が必要な例もあることが想定される．時期としては手術の方針が決定（一般的に手術までの期間は3か月程度）してから手術直前までを想定している．また術後のフォローアップに終了時点はなく，個々の状況に応じて，可能な限り長期にわたって医療とのつながりを継続することが望まれる．

# 1 術前管理

## 1）栄養評価と介入

● 減量・代謝改善手術を考慮する患者に対して，術前から血液生化学検査に加え食事内容や食習慣などから栄養状態を評価することが推奨される．（推奨グレード　recommendation）
● 栄養状態の評価に基づいた栄養介入は，栄養状態の是正，手術関連合併症の予防，手術後の適切な食習慣習得のために推奨される．（推奨グレード　recommendation）
● 内臓脂肪面積と肝容積減少のために，術直前（およそ 1 か月）のエネルギー制限食による減量が推奨される．（推奨グレード　recommendation）

　肥満症患者は潜在的な栄養欠乏症を合併していることが多いため，減量・代謝改善手術前には血液生化学検査に加え食事内容や食習慣などから栄養状態を評価する．肥満度と血清アルブミン値や微量元素値は逆相関すると報告されている[1-4]．その原因として，肥満症患者は加工品の摂取量が多く，新鮮な野菜や果物の摂取が少ないこと，菓子類や砂糖入り清涼飲料水，アルコールの多量摂取，夜間に大量の食事を摂取する等の様々な食行動の偏りがあげられる．一度に大量に摂食することでタンパク質や微量栄養素の吸収効率の低下をきたし，微量栄養素の欠乏につながる可能性が考えられる．American Society for Metabolic and Bariatric Surgery（ASMBS）では，術前にビタミン $B_1$，ビタミン $B_{12}$，ビタミン D，カルシウム，ビタミン A，ビタミン E，ビタミン K，葉酸，鉄を評価することと，さらにバイパス系の手術前には亜鉛と銅の評価も推奨している[1]．栄養欠乏症は，術後の合併症を誘発する可能性があり，術前に栄養状態の是正に努めることが重要である．

　さらに適切な食習慣習得のためにも術前の介入は必須である．術後の食生活は大きく変化し，患者やその家族のストレスや戸惑いは大きいことから，術前より，食事量の減少，頻回の嘔吐や吐き気，食嗜好の変化，栄養障害の可能性，体重減少不良やリバウンド等の術後に生じる変化について十分説明し，さらに患者自身が手術後の食生活に耐え得るかを検討しておく必要がある．

　肥満症患者は，過剰な内臓脂肪ならびに非アルコール性脂肪性肝疾患（NAFLD）による肝腫大のため，腹腔鏡下手術に際して腹腔内のワーキングスペースが狭く，手術操作が困難であることが多い．そのため，手術を円滑に行うために，減量を行うことを推奨する[5,6]（表13）．手術までに可能な限り，望ましくは 5 ％程度の体重減少を目指して，エネルギー制限食による減量を行うことが必要であるが，減量・代謝改善手術を考慮される肥満症患者の多くは，6 か月以上の内科治療を行っても体重減少が 5 ％に満たないことが想定される．減量不十分な症例に関しては術直前（およそ 1 か月）に，低エネルギー食［LCD：目標体重（kg）×20〜25（kcal/kg）/日以下］や超低エネルギー食（VLCD：600 kcal/日以下）の短期間（2 〜 4 週間）の適用も選択肢となる．VLCD は入院下にて行い，フォーミュラ食（約 180 kcal/袋）を中心に食事を構成することで，タンパク質（約 20 g/袋）や微量栄養素の必要量の保持が可能である．LCD（800 kcal/日）を 9 週間行うことで，BMI は12.3％，内臓脂肪面積は9.2％減少することが報告されている[7]．また456〜800 kcal/日のエネルギー制限食で 2 週間以上管理することによって，1 週間あたり1.6〜3.4％の肝容積の減少が報告されている[8-11]．術直前の減量は術後の体重減少に有効であること

表13 術直前減量方法の参考例

| BMI区分 | 目標減量 | 設定エネルギー量 | 食事内容 | 管理方法 | 期間 | 備考 |
|---|---|---|---|---|---|---|
| 32〜45 kg/m² かつ 術前減量達成症例 | 体重維持 | 実施中の食事療法を継続する | 一般的な エネルギー制限食 を基本とする | 外来 | 2週間〜 1か月 | |
| 32〜45 kg/m² かつ 術前減量未実施症例 | 現体重の 5％程度 | LCD (目標体重 (kg)#1×20〜25 (kcal/kg)／日) | 一般的なエネルギー制限食 1食／日のフォーミュラ食品#2 の 利用を検討する | 外来 | 2週間〜 1か月 | |
| 45〜60 kg/m² | 現体重の 5％程度 | LCD (目標体重 (kg)#1×20〜25 (kcal/kg)／日) もしくは VLCD (600 kcal／日) | 1〜2食／日の フォーミュラ食品#2 の 利用が望ましい | 外来 もしくは 入院 | 1か月 | 定期的な モニタリングが 望ましい |
| 60 kg/m²〜 もしくは 重症合併症併存症例 | 現体重の 5〜10%程度 | LCD (目標体重 (kg)#1×20〜25 (kcal/kg)／日) もしくは VLCD (600 kcal／日) | 2食／日以上の フォーミュラ食品#2 の 利用が望ましい | 入院管理が 望ましい | 1か月以上 | 定期的な モニタリング |

#1 目標体重：原則として年齢を考慮に入れた目標体重を用いる.
#2 フォーミュラ食品：1食で 180 kcal, タンパク質 20 g, 1食分 (1/3日分) の微量元素の摂取が出来る. 日本人の摂取基準に基づくフォーミュラ食品〔マイクロダイエット® (サニーヘルス) もしくはオベキュア® (ユーエスキュア)〕の利用が推奨される.

を示す報告がある[12] 一方で，術後の体重減少や合併症発生率との間に有意な相関は認められなかったとするデータも散見される[5,13].

以上のことを踏まえ，減量・代謝改善手術を十分理解したスタッフによって，個々の患者に合わせた栄養評価，栄養診断，栄養介入，モニタリングを実施しておくことが，術前準備，さらには手術後，最大限の減量効果を得つつ，栄養障害予防のために重要である.

## 2) 2型糖尿病

● 術前には糖尿病コントロールを良好に保つことが推奨される.
（推奨グレード recommendation）
● 術前にはインスリンを中心とした治療に切り替えることが推奨される.
（推奨グレード recommendation）

減量・代謝改善手術前の糖尿病患者では，手術に向けて治療への意識が向上することによって，生活習慣の改善やフォーミュラ食の利用を含む食事療法の適正化が進むことが多い. その結果，糖尿病コントロールも改善していくことが予想されるため，低血糖予防を念頭に糖尿病治療薬を調整していく必要がある.

米国のガイドライン[6]によると，術前の理想的な糖尿病コントロールとして HbA1c 6.5〜7.0%またはそれ以下，血糖値 80〜180 mg/dL と示されている. また，進行した血管合併症を有する例や罹病期間が長期に及ぶ例では HbA1c 7.0〜8.0%が推奨されている. HbA1c 8.0%を超えている場合には手術の実施とその時期について熟慮が必要である. 一方で，日本糖尿病学会の提案する一般的な手術前における血糖管理の指標は，尿ケトン体陰性，空腹時血糖 100〜140 mg/dL，または食後血糖 160〜200 mg/dL 以下である[14] ことから，HbA1c よりも血糖値の推移を指標に手術に向けた血糖管理を行う. 適切な血糖コントロールが得られない場合，手術前に血糖コントロールのための入院治療も考慮する.

多くの糖尿病治療薬は消化管手術前には休薬が望ましく[15]，周術期には原則的にインスリンの持続静注，あるいは皮下投与で血糖管理を行うべきである[14]. メトホルミンの術前休薬期間については，

英国の NHS ガイドラインでは術当日から，と記載されている[16]が，わが国では2日前からという記載が多い[14]．SGLT2阻害薬の術前休薬期間については，術前3日前より休薬することが推奨されている[17]．

### 3）閉塞性睡眠時無呼吸症候群（OSAS）

- 高度肥満症患者では OSAS の合併頻度が高いため，術前には可能な限り全例にスクリーニングを行い，OSAS の診断と重症度の評価が推奨される．
  （推奨グレード　recommendation）
- 未治療の OSAS では周術期合併症のリスクが高いため，術前から持続陽圧呼吸療法（CPAP）の導入が推奨される．（推奨グレード　recommendation）

　OSAS の有病率は，高度肥満症患者では38〜88%[18]，減量・代謝改善手術を受ける患者では70%以上[19,20]と高率である．もとより，高度肥満症患者では血栓塞栓症，感染症および外科的合併症の罹患率や術後死亡率が増加することが知られており，OSAS によりリスクはさらに増大する[21]．このため，術前に OSAS を診断することは非常に重要で，可能な限り全例にポータブル型睡眠検査装置による在宅での簡易診断検査を施行し，呼吸障害指数（RDI）などを用いた無呼吸に対する客観的評価を行う．また質問紙を用いたスクリーニングは，OSAS の診断率を高めると期待され，終夜睡眠ポリグラフ検査（PSG）の必要性を判断する上で有用である．その結果から OSAS が疑われた場合には，簡易診断検査で呼吸障害の程度が重症の基準を満たす場合は CPAP 導入の適応となるが，基準に満たない症例では OSAS の確定診断と重症度評価のためには PSG を行うことが望ましい（図6）．

　睡眠時呼吸検査で OSAS の診断が確定し，その重症度が CPAP の保険適応を満たす場合はすみやかに導入を検討する．術前および周術期の CPAP 使用によって，高二酸化炭素血症，低酸素血症，肺動脈血管攣縮およびそれらに関連する心肺合併症を減少しうることが報告されており[21,22]，CPAP 治療の意義は大きい．CPAP を開始した場合には，忍容性を最大限にするために普段用いている CPAP 装

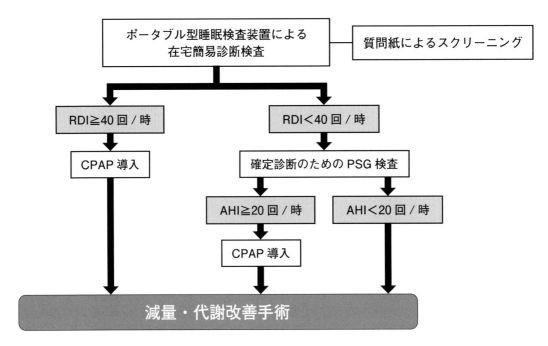

**図6　減量・代謝改善手術前の OSAS 管理（文献24より改変）**

置を持参してもらい，手術前後にも使用する．ただし，CPAP の使用はエアロゾルの発生をともなうため，感染対策に留意する必要があり，可能であれば個室での管理が望ましい[23]．

## 4）精神疾患の対応と管理

> ● 精神疾患を治療中の場合は，適切な治療を受けているか，術前に症状が安定しているかを確認することが推奨される．（推奨グレード　recommendation）
> ● 術前にはじめて精神疾患が認められた場合は，手術の計画は保留し，まず精神疾患の治療を優先することが推奨される．（推奨グレード　recommendation）

肥満症では精神疾患の合併が多いことから術前にメンタルヘルスの評価が必要であり，精神疾患を認めた場合はその対応と管理が必要となる．すでに治療中の精神疾患がある場合，減量・代謝改善手術を行える安定状態にあるかをメンタルヘルス科（メンタルヘルスを扱う診療科：精神科・心療内科など）の主治医に直接確認する．精神疾患を有する患者では，外科治療を望むあまりに精神疾患の状態を軽めに伝える場合もあること[25]や，コミュニケーション能力の不足から，認識のずれが生じる場合もある．術前には表14に記載した点に留意し対応を行う[26]．

術前のメンタルヘルス評価において，はじめて精神疾患が明らかになった場合には，まず精神疾患の治療が優先される．既存の診療ガイドラインの多くは，重度および未治療の精神疾患の存在は減量・代謝改善手術の適応除外事項としている[6,27,28]．しかし，重症例であっても，患者側の要因，環境や，施設側の体制などで，個々の症例ごとに適応を検討されるべきである．明らかな精神疾患を有し既に治療を受けている場合は，継続してメンタルヘルス科の主治医に診療を任せるのが基本である．肥満症外科治療チーム側としては，肥満外科治療に耐えうるかという側面から，下記の表14を参考に患者の状態を観察し，症例ごとにチーム内での統一した対応を検討する[26]．その際，診断名ごとに検討するのではなく，症状が患者の機能にどの程度影響を与えているか，患者がどれだけ安定しているか，どのくらいの期間，適切なメンタルヘルス治療が実施されているか，および現在どのように症状が適切に管理されているかに焦点を当て[26]，メンタルヘルスの主治医からの情報提供書とともに治療体制，サポート体制をケースバイケースで考えることが求められる．これらの対応を行った結果，手術計画を一時保留としメンタルヘルスの安定化を優先させることが必要な場合もある．

#### 表14　精神疾患を有する患者への対応のポイント

| | |
|---|---|
| ①病識 | 精神疾患について自分の病態を理解しているか． |
| ②診療状況<br>　安定した医師患者関係・治療 | 精神疾患について，適切な治療を受けているか．必要な治療についてアドヒアランスは良好か．主治医との医師患者関係は良好か． |
| ③自傷他害及び<br>　アルコール・薬物依存 | 現在自傷他害など深刻な精神症状や，アルコール・薬物等の依存状態にある場合は，これらの治療を優先する． |
| ④サポート体制 | 術後のサポート体制が整っているか．特に知的障害・発達障害を有する場合は手術について術後の栄養管理についてなどの理解が困難であるため，本人に代わりサポートできるキーパーソンの存在が重要である．キーパーソン不在の場合は地域医療や行政のサポートの導入も検討する． |
| ⑤治療モチベーション | 減量・代謝改善手術前に減量や代謝改善に向けた治療モチベーションが確立し，維持できているか．定期的に通院できているか． |

第 4 章

周術期管理とフォローアップ体制

59

# 2 術中・術後管理

## 1）高度肥満症患者に対する外科手術の困難性

● 高度肥満症患者に対する外科手術においては，気道確保，薬物動態への対応，術野確保などで困難を伴う．

　非肥満者と比較して，高度肥満症患者の気道管理（マスク換気，気管内挿管）は困難である場合が多い．首周囲径が大きいほど，喉頭鏡による直接観察が困難となる．その他，頸椎の屈曲・伸展制限，開口制限，上気道の軟部組織の増大などが問題となる[29-34]．また，脂溶性麻酔薬における薬物動態が変化する．腹腔鏡下手術においては，術野を確保するために気腹圧を比較的高く保つ必要があり，胸腔内圧上昇ならびに機能的残気量低下，気胸，腹膜外気腫などの原因となり得る．加えて，高度肥満症患者では，厚い体壁や過度に蓄積した内臓脂肪，肝腫大による術野確保困難が問題となる[35,36]．

## 2）減量・代謝改善手術の周術期合併症
### ①術中合併症

● 術中合併症の発生率は比較的低いが，術中合併症の発生は術後合併症の発生リスクを高める．

　術中合併症の発生率は比較的低く，欧米の大規模データベースからの報告によると0.69～5.0%程度である[37-39]．発生率は術式（手術の複雑さ）により異なり，開腹ルーワイ胃バイパス術で7.3%，腹腔鏡下ルーワイ胃バイパス術で5.5%，腹腔鏡下調節性胃バンディング術で3.0%であった[37]．スリーブ状胃切除術における発生率は，腹腔鏡下ルーワイ胃バイパス術より低く，腹腔鏡下調節性胃バンディング術より高い[40]．腹腔鏡下から開腹手術への移行を含む術中の合併症発生は，肺塞栓や心筋梗塞などの深刻な術後合併症のリスクとなる[37,38]．代表的な術中合併症としては，麻酔に関連するもの，手術器具の不具合，腸管損傷，肝損傷，消化管吻合部に関するもの，脾損傷，主要血管損傷などがある[37]．

## ②術後早期合併症

● 術後早期合併症の頻度は比較的低い．主要な合併症には縫合不全，出血，深部静脈血栓症，肺塞栓，心肺合併症（肺炎，呼吸不全）などが含まれる．

　術後早期合併症には，縫合不全，出血，深部静脈血栓症，肺塞栓，心肺合併症（肺炎，呼吸不全）などが含まれる[41-53]．欧米の大規模データベースからの報告によると，主要な術後早期合併症発生率は0.2〜10%程度とされ，併存疾患，術式，手術方法（開腹，腹腔鏡），外科医の熟練度が影響する[39,44,45,54-57]．わが国における多施設後方視研究の結果では，831名の患者（術式の内訳は，腹腔鏡下スリーブ状胃切除術501名，腹腔鏡下スリーブバイパス術149名，腹腔鏡下ルーワイ胃バイパス術100名，腹腔鏡下調節性胃バンディング術81名）が解析され，術後30日以内の早期合併症は77例（9.3%）に発生した（表15）[58]．

表15　わが国における減量・代謝改善手術の早期合併症および治療内容（n＝831）[58]

| 合併症 | 症例数（%） | 治療内容 |
|---|---|---|
| 早期合併症（術後30日未満） | 77（9.3） | 再手術，あるいはステント留置 |
| 重大な合併症 | 35（4.2） | 再手術，あるいは輸血 |
| 　縫合不全 | 11（1.3） | |
| 　重大な出血 | 19（2.3） | |
| 　腹腔内 | 14（1.7） | |
| 　吻合部 | 3（0.4） | |
| 　皮下（創部） | 2（0.2） | |
| 　腸管損傷 | 1（0.1） | 小腸損傷（再手術） |
| 　創感染（臓器・体腔） | 3（0.4） | 手術室においてデブリードマンあるいは洗浄 |
| 　狭窄 | 1（0.1） | 修正手術 |
| 軽微な合併症 | 42（5.1） | |
| 　軽微な出血 | 17（2.0） | 点滴加療（輸血なし，再手術なし） |
| 　腹腔内 | 5（0.6） | |
| 　皮下（創部） | 10（1.2） | |
| 　消化管内 | 2（0.2） | 内視鏡的クリッピング（1名） |
| 　狭窄 | 5（0.6） | 内視鏡的拡張術 |
| 　脱水症 | 4（0.5） | 入院点滴加療 |
| 　創感染（表層） | 3（0.4） | 切開処置（ポート感染） |
| 　肺炎 | 3（0.4） | 抗菌薬加療 |
| 　急性腎不全 | 2（0.2） | |
| 　診断的再腹腔鏡 | 2（0.2） | |
| 　吻合部潰瘍 | 2（0.2） | |
| 　無気肺 | 2（0.2） | |
| 　尿路感染症 | 1（0.1） | 抗菌薬加療 |
| 　バンドチューブ移動 | 1（0.1） | ポート創部の切開およびチューブ位置調整 |
| 死亡 | 1（0.1） | 術後出血，多臓器不全（腹腔鏡下調節性胃バンディング術） |

### ③手術関連死亡

● 手術関連死亡の頻度は比較的低い．主な原因には肺塞栓，縫合不全，心血管イベント，敗血症が含まれる．

　手術関連死亡に関連する因子として，術式，肥満度，併存疾患（慢性閉塞性肺疾患（COPD），うっ血性心不全，要介護状態など），外科医の熟練度，設備体制，経験症例数などが挙げられる[36]．術中ならびに入院中いずれの死亡率も 1 ％未満と概して低い[48,59-62]．

### ④周術期合併症の予防

● 合併症の予防には，併存疾患（糖尿病，高血圧症，NAFLD，OSAS など）ならびに麻酔リスクに関する十分な術前評価ならびに術前管理，さらに禁煙が推奨される．
（推奨グレード　recommendation）

　高度肥満症患者は複数の肥満関連健康障害を有しており，術前評価ならびに術前管理は重要である．合併症発生のリスク因子として，男性，BMI 50 kg/m$^2$ 以上，血栓症の既往，OSAS，代謝異常の複合，50歳以上などがある[63,64]．寝たきり，要介護状態は高いリスク因子である[65]．既述の OSAS に対する持続陽圧呼吸療法（CPAP），血糖管理，術前減量に加え，禁煙を指導する．喫煙は創傷治癒不良，吻合部潰瘍，呼吸合併症の増加に関連することが示されている．また，1 日20本の喫煙は OSAS の軽〜中等症の予後と同等と考えられ[66]，減量・代謝改善手術の少なくとも 6 週間前に禁煙することが望ましい[6]．術後早期回復プログラム（ERAS）は，合併症軽減，早期回復，入院期間短縮に有効であるとして，多くの外科手術の周術期管理に導入されており，減量・代謝改善手術においても有用性が報告されている[67]．

# 3 フォローアップ

## 1）栄養管理

---

- 術後には摂取エネルギーの低下のみならず，タンパク質，ビタミン・ミネラルの摂取も低下し，栄養状態の悪化が懸念されるため定期的なフォローアップが推奨される．
  （推奨グレード　recommendation）
- タンパク質摂取を推奨するとともに，ビタミン・ミネラル補充のためにサプリメントの使用も推奨される．（推奨グレード　recommendation）
- 術後，経過とともに食事量や内容は大きく変化するため，術後経過に合わせた栄養介入が推奨される．（推奨グレード　recommendation）

---

　減量・代謝改善手術の術後においては，胃容量減少に伴い，食事摂取量は低下する．摂取エネルギー量は術直後 400〜600 kcal/日と極端に少なくなり，術後 1 年で 1,000〜1,200 kcal/日，3 年以上経過すると 1,200〜1,500 kcal/日程度，長期的には術前の摂取量の1/3〜1/2程度に低下するという報告が多い[68-70]．術後は限られた食事量の中で，最低限必要な栄養素を摂取し，栄養状態の悪化を引き起こさないことも重要である．

　術後は絶対的な食事摂取量の低下のみならず，肉類が食べづらくなるなど，食嗜好の変化を認め[71-74]，タンパク質摂取量が低下しやすい．その結果，低栄養（低アルブミン血症），筋力低下，貧血，脱毛，爪割れ等の症状があらわれることがある[75-77]．術後のタンパク質必要量は報告ならびに術式によって異なるものの 60〜120 g/日が推奨されている．日本人の報告では，平均タンパク質摂取量が術後一定期間不足している可能性があり[69]注意が必要である．食嗜好を考慮した食事内容を提案するが，必要に応じてプロテインドリンクやプロテインゼリー，フォーミュラ食品等を活用し，必要量を充足することが望ましい[70]．また，頻回の嘔吐により低栄養（低アルブミン血症）や電解質異常，ビタミン $B_1$ 欠乏症，貧血等の栄養欠乏症を生じる可能性がある（表16）[78,79]．ゆっくり良く噛んで食べるなどの食べ方や食べやすい食品の選定，調理方法についての指導も重要である．また，サプリメント摂取が不十分な場合，栄養欠乏症を引き起こすことが多い[75]ため，注意が必要である．

　術後の栄養管理には手術経過に合わせての栄養評価，診断，介入，モニタリングが重要である（表17）．術直後〜1 か月は，食事面では「回復期・移行期」として，手術の侵襲から回復するための栄養素摂取と，流動食から固形物へ移行する準備をする期間と考えられる．原則，術後 1 か月間は液体や半固形物程度の流動食が望ましく，水分（目標は 2 L/日以上），サプリメント，タンパク質（プロテインドリンク）の摂取ができていることを確認する．特に高度肥満症患者は肥満関連腎臓病あるいは糖尿病性腎症などにより，術前から腎機能が低下していることが多く，脱水には注意が必要である．摂取した水分量は必ず計量し，場合によっては経口補水液の摂取が推奨される．術後 1 か月〜約 1 年程度は「減量期」である．術後 1 か月頃から徐々に固形物へ移行すると良い．この時期はタンパク質摂取（目標は男性 65 g/日，女性 50 g/日以上），サプリメント摂取，水分摂取（目標は食事も含め 2 L/日以上）と適正な間食・飲酒習慣の確認をする．体重変化のみを重視するべきではなく，実際に患

者の食生活を聞き取り，栄養介入を行うことが必要である[80]．術後1年程度経過すると，「維持期」に入り，体重はほぼ定常化する．この時期以降の栄養管理の目的は，健康的に体重を維持することである．タンパク質摂取量，サプリメント摂取，間食・飲酒習慣，食事バランス（特に塩分，飽和脂肪酸）を確認する．日本人食事摂取基準2020年版[81]に準じた管理を行うが，各栄養素の必要量は患者の状態により異なるため，臨床検査値のみにとらわれることなく，患者の食事摂取状況や生活状況などを十分に聞き取り評価する．体重のリバウンドが見られる場合，外科手術に伴う形態的な問題（胃拡張が

### 表16　減量・代謝改善手術後の栄養素欠乏とそのリスク因子（文献78より改変）

| 栄養素 | 欠乏症発生頻度 | 欠乏リスク因子 |
|---|---|---|
| タンパク質 | 7-21%<br>低アルブミン血症：6.6% | タンパク質回避，嘔吐<br>術後1年目まで |
| ビタミンB$_1$ | 1-49% | 女性，嘔吐，術後フォローなし，<br>急激な減量，飲酒<br>RYGB，SG-DJBで多い |
| ビタミンB$_{12}$ | RYGB: 20%<br>SG: 4-20% | タンパク質摂取不足，長期的なPPI内服<br>RYGBで多い |
| 葉酸 | 65%以上 | サプリメント摂取なし |
| 鉄 | RYGB, SG-DJB. 20-55%<br>SG: 18% | サプリメント摂取なし<br>RYGB，SG-DJBで多い<br>SG後の重症貧血はまれ |
| ビタミンD<br>カルシウム | 100% | サプリメント摂取なし，閉経後の女性<br>RYGB，SG-DJBで多い |
| ビタミンA | RYGB, SG-DJB: 70%<br>SG: 29% | 術後3か月目まで，サプリメント摂取なし |
| ビタミンE, K | まれ | |
| 亜鉛 | RYGB, SG-DJB: 40%<br>SG: 19% | サプリメント摂取なし，<br>RYGB，SG-DJBで多い |

### 表17　術後の食事スケジュールの参考例

| 時　期 | 栄養管理の目的 | 推奨される食事内容 | 栄養管理のポイント |
|---|---|---|---|
| 術直後～ | 【回復期】<br>✔手術侵襲から回復するための栄養素摂取<br>✔必要最低限の栄養素摂取<br>✔ゆっくり食べる習慣の習得 | （砂糖，油脂類を含まない液体を基本とする）<br>例）水，経口補水液，<br>（具なし）味噌汁・スープ，<br>100%野菜・フルーツジュース，<br>シュガーレスゼリー，<br>サプリメントジュース，<br>ノンカフェインのお茶など | ➢水分摂取の評価（2L／日以上）<br>➢サプリメント摂取の評価<br>➢食べ方の評価 |
| 術後15日目～ | 【移行期】<br>✔固形物摂取へ向けての準備（咀嚼練習）<br>✔術後の胃に対する適量を学ぶ<br>✔必要最低限の栄養素の摂取 | （タンパク質含有量の多い半固形物を中心にする）<br>例）豆腐，卵豆腐，温泉卵，<br>（具なし）茶わん蒸し，<br>無糖・プレーンヨーグルト，無調整豆乳，<br>牛乳，プロテインドリンク，<br>プロテインゼリーなど | ➢水分摂取の評価（2L／日以上）<br>➢サプリメント摂取の評価<br>➢タンパク質摂取の評価<br>➢食べ方の評価 |
| 術後1か月目～ | 【減量期】<br>✔減量するための栄養素摂取<br>✔正しい食生活の習得<br>✔栄養障害の予防 | （徐々に固形物へ移行する）<br>易消化性，かつタンパク質含有量の多い食品<br>例）スクランブルエッグ，オムレツ，卵焼き，<br>豆腐，納豆，煮魚，蒸し魚，刺身，鶏肉，<br>チーズなど | ➢タンパク質摂取の評価<br>➢サプリメント摂取の評価<br>➢飽和脂肪酸，塩分摂取量の評価<br>➢食習慣の評価 |
| 術後1年～ | 【維持期】<br>✔栄養障害の予防<br>✔適正体重を維持する方法の習得 | （通常食）<br>日本人食事摂取基準[14]に基づく | ➢エネルギー産生栄養素バランスの評価<br>➢サプリメント摂取の評価<br>➢飽和脂肪酸，塩分摂取量の評価<br>➢食習慣の評価 |

みられる，吻合部が開大している，など）が主であるのか，食事内容の見直しなど生活習慣改善にて対処すべきものであるのかを判断する．前者の場合，再手術も考慮される．後者の場合，タンパク質摂取量不足，間食習慣，清涼飲料水の摂取は減量効果に負の影響を与えることが報告されている[82,83]．さらに，飲酒に関しては，手術後にアルコール依存症のリスクが上昇することから[84]，飲酒量の適量指導も重要である．しかしながら，間食や飲酒を一律に制限するのではなく，総合的に評価し適した食習慣を見極める．

　これらのことを統合して評価しながら，長期にわたって栄養管理にかかわることが重要であり，減量・代謝改善手術に精通したスタッフの継続的な介入が術後の合併症やリバウンド予防につながる．

## 2）内科的管理（2型糖尿病，高血圧，脂質異常症，OSAS，NAFLD，貧血，骨粗鬆症など）

- 術後は長期にわたり全身的なフォローアップを行うことが推奨される．
（推奨グレード　recommendation）
- 術後には多くの症例で糖尿病コントロールは改善するが，術後も長期にわたる経過観察が必要であり，コントロール悪化に際して治療薬の調整が推奨される．
（推奨グレード　recommendation）
- 脂質異常症や高血圧は改善するものの糖尿病に比較して寛解率は低いため管理の継続が推奨される．（推奨グレード　recommendation）
- 術後にOSASの改善が認められるが，CPAPの離脱に際してはPSGによる評価を行うことが望ましい．（推奨グレード　consideration）

　減量・代謝改善手術後の長期治療成績は，身体活動や食行動，必要なサプリメント等への患者の十分な理解が得られるかに左右される[85]．このため，多職種による医療チームが長期にわたり関わっていく必要があり，患者の理解を円滑にする上で外科医，内科医，精神科医などの連携が重要である[86]．

　診察毎に，血液・尿検査，メンタルヘルス[87]，身体活動[88]，睡眠状況について聴取し，体重，血圧[89]などを評価しながら全身的なフォローアップとともに生活指導，必要に応じて薬物治療を行う．

　術後，2型糖尿病は，海外の16の試験のメタ解析／システマティックレビュー[90]によると38.2〜100%が寛解に至ることが報告されている．またわが国のスリーブ状胃切除術症例の報告[58,80,91,92]でも76〜85%と多くの場合寛解に至るが，寛解に至らない約2割の症例で適切な薬剤選択が必要となる．STAMPEDE研究では，スリーブ状胃切除術後5年間後の糖尿病治療薬の変化について報告しており，術前と比較し，インスリン療法の割合は45%から11%，糖尿病治療薬3剤以上の割合は19%から13%と減少した[93]．わが国のJ-SMART研究で検討された322例のスリーブ状胃切除術前と2年後の治療内容の変化をみると，経口糖尿病薬の使用者は57.7%から9.6%，インスリン使用者は16.3%から1.0%へ大幅に減少している[80]．また，経過とともに血糖管理が悪化してくる例もあるため，診察毎のHbA1c測定が望ましい．術後に使用する糖尿病治療薬については，現時点では十分なエビデンスは存在しないが，メトホルミン，SGLT2阻害薬，DPP-4阻害薬，GLP-1受容体作動薬，SU薬さらに，インスリン等の併用により，周術期の血糖コントロールを達成し得ることが報告されている[94]．術後の血糖コントロールに最も用いられる糖尿病治療薬はメトホルミンであるが，エネルギーバランスが負となる術後3〜4か月は使用を控えるべきとする意見もある[95]．また少数例かつ短期間での検討であるが，SGLT2阻害薬が減量および血糖改善に有用であった報告がある[96]．2型糖尿病における術後の糖尿病ケトアシドーシスの症例報告では，インスリン離脱およびSGLT2阻害薬の開始が背景にあることから，

治療薬選択に際し留意する必要がある[97]．スリーブ状胃切除術後に食後の反応性低血糖を生じることがあり[98]，その有無について持続血糖モニターなどを用いて評価する[99]．術前に進行した糖尿病網膜症が存在する場合，術後の急峻な血糖改善に伴い，網膜症の悪化をきたす可能性があり，術後の綿密な経過観察を必要とする[100]．

　糖尿病に比較して脂質異常症や高血圧の術後寛解率は低い．日本人の成績ではスリーブ状胃切除術前と2年後では脂質低下薬内服者の割合が42.2%から13.3%，降圧薬は58.9%から30.2%とそれぞれ減少しているものの，定期的に評価し服薬などの管理を継続する必要がある[80]．尿酸は長期的には減量・代謝改善手術後低下する[80,101]が，術後早期に上昇を認めることがある．また，減量・代謝改善手術後に甲状腺機能低下を生じる可能性も報告されている[102]．6～12か月毎に，ビタミン$B_1$，$B_{12}$を評価することが望ましいとされる一方で，スリーブ状胃切除術の場合，通常，ビタミン$B_1$および$B_{12}$欠乏症は少ない[103,104]と報告されている．加えて，術後45～52%に鉄欠乏が認められると報告されており，およそ15%前後の症例で貧血を生じることから定期的な採血フォローアップが必要である[105]．

　OSASについては，減量・代謝改善手術によって改善を認めたとする報告が多い[106]．またわが国の成績では，OSASの有病率が術前の79.2%から術後2年で31.0%へと減少していた[80]．術後の減量とともにCPAPの中止を望む患者が多いが，OSASの原因には頭蓋顎顔面形態も重要であることから減量のみでOSASを正常化させることは難しく[107]，PSGでOSASの重症度評価を行った後に治療方針を決定すべきである．

　減量・代謝改善手術を受ける高度肥満症患者の82.4～98.3%にNAFLD，63.2～77.5%に非アルコール性脂肪性肝炎（NASH）を認め[108,109]，術後に肝線維化が著明に改善する[109]ことが報告されている．減量・代謝改善手術後は胆石症のリスク上昇が報告されているため[110]，定期的に腹部超音波検査による評価をおこなう．減量・代謝改善手術後はビタミンDおよびカルシウム欠乏に伴う続発性副甲状腺機能亢進によって，骨量減少を生じることが報告されており[111,112]，2年毎に骨塩定量を評価する．

## 3）メンタルヘルス管理

● すべての術後患者には，心理社会面も意識した内科医・外科医，必要時メンタルヘルスの専門家（精神科医・心療内科医・公認心理師など）による可能な限り長期的なフォローアップが推奨される．（**推奨グレード　recommendation**）
● 精神疾患罹患者に対しては，内科医・外科医が術後もメンタルヘルス科（メンタルヘルスを扱う診療科：精神科・心療内科）の主治医と連携を保ち，状態を把握しながらフォローする．（**推奨グレード　recommendation**）
● 内科医・外科医は，術後の患者に起きる体重の変化や思うように食事が入っていかないといった身体感覚の変化に伴う心理的変化が生じることを理解し留意する必要がある．
（**推奨グレード　consideration**）

　減量・代謝改善手術後に認められる心理的変化を図 7 に示す[113,114]．
　一般的な術後変化として，術後約 1 年までは，体重が減少し，動きやすさや容姿・身体疾患の改善等，本人の望む変化を特に努力しなくても得られるためハネムーン期と呼ばれている．この時期は，大半の患者で大きな問題なく経過するが，術後半年から 1 年を過ぎる頃から体重低下のスピードが落ち，容姿の変化した自分への周りからの対応の変化やそれに伴う人間関係の変化に混乱する時期が来る．さらに時間がたつとリバウンドへの不安や恐れを残しながらも，新しい人間関係を獲得し，安定した社会生活を得るといった経過をたどる．これらの心理社会的変化を術後の大半の患者が経験することを伝え，患者の悩みに対して患者の思いをまずそのまま受け入れ（受容），また，前向きに治療に取り組んでいることを支持し，このような経過で必ず状態は改善していくことを保証する（一般心理療法）．このような対応により，メンタルヘルスの専門家でなくても本人の心理面をサポートすることができる．
　一方，精神疾患患者や一部の患者の中には，図 7 の下側に示すようなネガティブな反応を示す患者もいる．まず，術直前には，食行動の是正や禁煙禁酒等への反応，手術への不安などを訴え，術直後は手術の痛みや吐き気，極端な食事量の低下に対する戸惑いから混乱を見せる場合がある．その後一般的な術後変化と同様の変化が，より早めに認められ，さらに，術後半年以降は少しずつ食べられるようになることを自覚し，体重減少のスピード低下に対し不安焦燥感を示す傾向がある．さらに，術

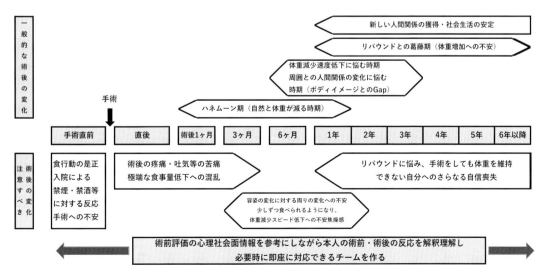

図 7　減量・代謝改善手術後に認められる心理的変化

第 **4** 章

周術期管理とフォローアップ体制

67

後1年以降リバウンド傾向が認められると，手術してもなお体重減少を維持できない自分に対して更に自信喪失し，新しい人間関係や社会生活の獲得にも適応できないなど，いずれの段階でも精神症状悪化のリスクがある．欧米では，術後の患者におけるアルコール・薬物・喫煙の増加リスク[115]や自傷自殺の増加リスク[116-118]，術後新規に発症するうつ病や不安障害など精神疾患の問題が指摘されている[119]．また，術後は胃が縮小するため大量の食事摂取ができなくなるが，代わってだらだら食い（grazing）がしばしば出現し体重増加の一因ともなる[120]．また，精神疾患患者の術後は，体重が極端に減らない群と減りすぎる群に2極化する傾向が指摘されている[82]．したがって，術後には，精神症状や食行動の変化の可能性を考慮し，必要時にメンタルヘルスの専門家による迅速なサポートを行う[117,121]．またメンタルヘルス面においても，可能な限り長期的なサポートが推奨されている[122]．

## 4）運動療法

- 術後の筋肉量減少を防ぐため，術前から可能な範囲で日々の身体活動度を増加させ，運動耐容能を向上させる必要がある．（推奨グレード **consideration**）
- 術後の運動療法は除脂肪体重の減少を伴わずに脂肪量を減少するため，身体活動度を増加させることが推奨される．（推奨グレード **recommendation**）
- 術後の運動療法には，有酸素運動，レジスタンス運動ならびにストレッチなどが含まれるが，痛みを生じない範囲で徐々に運動強度，時間を増加させる．
（推奨グレード **consideration**）

減量・代謝改善手術後の運動療法指導は除脂肪体重の減少を伴わずに脂肪量を減少し，身体活動度を増加させる[123]．術後はエネルギー摂取量の減少に伴って，筋肉量の減少が生じやすくなるため，減量・代謝改善手術を受ける患者では，術前から術後にかけて日々の身体活動度を増加させ，運動耐容能を向上させることによって，筋肉量の維持に努める必要がある[124]．実際，運動療法指導を術前から開始することで術後の身体活動を高める報告がある[125]．しかしながら，高度肥満症を有する患者では，運動器障害の存在などから運動療法の実施が困難な場合が多い．そのような場合，運動療法というよりも，少しでも座位を減らし，起立位の時間を増やす，身の回りの作業を増やす，など身体活動量の増加を提案するという形が好ましい．実施可能な場合であっても，個々の患者ごとに身体状況や運動の嗜好を確認し，柔軟に対応することが求められる[126]．

術後の身体活動の開始時期については，ASMBSのガイドラインでは，術当日からと記載されているが[127]，わが国では多くの施設で術後1日から離床が開始されている．術後早期から徐々に歩行距離を増やしていく．術後2週間以内は，各運動を痛みの生じない範囲内で開始する．その後は術後4〜6週間にかけて，各運動の強度および時間を徐々に増加していく．術後8〜12週までは腹筋運動は避けるべきである．術前から術後にかけての段階的な運動量の増加については，表18のように提案されている[127]．わが国では，運動療法や身体活動への指導に対して，現時点では未だ保険請求が認められていないが，この点でも将来に向けての整備が望まれる．

表18　術前後の身体活動・運動療法指示の参考例（文献127より改変）

| 身体活動・運動の種別 | 術前 | 術後からの開始 | 運動量の増加 | 目標 | 身体活動・運動の例 |
|---|---|---|---|---|---|
| 有酸素運動 | 週に 150－250 分の中等度の運動 | 術後4週までは速度，時間，強度を徐々に増加自覚的にきつくない程度 | 術後5－12週は週に 150－200 分，週に3－5 日，中等度自覚的にややきつい程度 | 週に300分，週に5－6日，最大心拍数$^*$の 60－80％で | 歩行，ランニングサイクリング |
| レジスタンス運動 | 8－12回を2－3セット週3日 | 術後6週からウエートなしでの股関節および肩関節運動．徐々にウエートやゴムバンドの負荷を増やす | 徐々に増加 | 最大負荷量の 60-80％を 10－15 回，2－3 セット，週に3 日 | チェスト・プレス，ショルダー・プレス，レッグプレス，スクワットなど |
| ストレッチ | 大きな筋肉のストレッチ，10－30秒保持を4回 | 痛みの生じない範囲でいつから開始してもよい | 徐々に保持時間，回数を増加 | 痛みのない範囲で10－30秒保持可能な限り毎日 | ハムストリング・ストレッチなど |
| 余暇 | 通常通り | 術後2－4週から開始 | 徐々に強度と時間を増加 | 毎日 | アウトドア活動 |
| 特定のスポーツ | 通常通り | 痛みの生じない範囲でいつから開始してもよい | 身体の状況に合わせて徐々に増加 | 中等度以上の強度まで | サッカー，テニス，ジョギングなど |

$^*$最大心拍数＝（220－年齢）×0.85

# 文　献

1）Parrott J, et al. Integrated Health Nutritional Guidelines for The Surgical Weight Loss Patient-2016 Update: Micronutrients. Surg Obes Relat Dis 2017; **13**: 727-741.［EL1］

2）Nicoletti CF, et al. New look at Nutritional care for obese patient candidates for bariatric surgery. Surg Obes Relat Dis 2013; **9**: 520-525.［EL4b］

3）Jastrzębska-Mierzyńska M, et al. Assessment of dietary habits, nutritional status and blood biochemical parameters in patients prepared for bariatric surgery: a preliminary study. Wideochir Inne Tech Maloinwazyjne 2012; **7**: 156-165.［EL4b］

4）Lo Menzo E. et.al. A Nutritional Implications of Obesity: Before and After Bariatric Surgery. Bariatr Surg Pract Patient Care 2014; **9**: 9-17.［EL6］

5）Watanabe A, et al. Preoperative weight loss and operative outcome after laparoscopic sleeve gastrectomy. Obes Surg 2017; **27**: 2515-2521.［EL4b］

6）Mechanick JI, et al. Clinical Practice Guidelines for the Perioperative Nutrition, Metabolic, and Nonsurgical Support of Patients Undergoing Bariatric Procedures– 2019 Uupdate: Cosponsored by American Association of Clinical Endocrinologists/American College of Endocrinology, the Obesity Society, American Society for Metabolic & Bariatric Surgery, Obesity Medicine Association, and American Society of Anesthesiologists-Executive Summary. Endocr Pract 2019; **25**: 1346-1359.［EL6］

7）Collins J, et al. Preoperative weight loss in high-risk superobese bariatric patients: a computed tomography-based analysis. Surg Obes Relat Dis 2011; **7**: 480-485.［EL4a］

8）Fris RJ. Preoperative low energy diet diminishes liver size. Obes Surg 2004; **14**: 1165-1170.［EL4b］

9）Colles SL, et al. Preoperative weight loss with a very-low-energy diet: quantitation of changes in liver and abdominal fat by serial imaging. Am J Clin Nutr 2006; **84**: 301-311.［EL4a］

10）Holderbaum M, et al. Effects of very low calorie diets on liver size and weight loss in the preoperative period of bariatric surgery: a systematic review. Surg Obes Relat Dis 2018; **14**: 237-244.［EL1］

11）Wissen J, et al. Preoperative Methods to Reduce Liver Volume in Bariatric Surgery: a Systematic Review. Obes Surg 2016; **26**: 251-256.［EL1］

12) Alvarado R, et al. The impact of preoperative weight loss in patients undergoing laparoscopic roux-en-Y gastric bypass. Obes Surg 2005; **15**: 1282-1286.［EL4b］

13) Conaty EA, et al. Efficacy of a required preoperative weight loss program for patients undergoing bariatric surgery. J Gastrointest Surg 2016; **20**: 667-673.［EL4b］

14) 日本糖尿病学会編著. 糖尿病専門医研修ガイドブック第8版. 2020.［EL6］

15) メトホルミンの適正使用に関する Recommendation. 日本糖尿病学会. 2020. http://www.fa.kyorin.co.jp/jds/uploads/recommendation_metformin.pdf［EL6］

16) Dhatariya K, et al. NHS guideline for the perioperative management of the adult patient with diabetes. Diabet Med 2012; **29**: 420-433.［EL6］

17) SGLT2阻害薬の適正使用に関する Recommendation. 日本糖尿病学会. 2020. http://www.fa.kyorin.co.jp/jds/uploads/recommendation_SGLT2.pdf［EL6］

18) ASMBS Clinical Issues Committee. Peri-operative management of obstructive sleep apnea. Surg Obes Relat Dis 2012; **8**: e27-32.［EL6］

19) Hallowell PT, et al. Potentially life-threatening sleep apnea is unrecognized without aggressive evaluation. Am J Surg 2007; **193**: 364-367.［EL4b］

20) Frey WC, et al. Obstructive sleep-related breathing disorders in patients evaluated for bariatric surgery. Obes Surg 2003; **13**: 676-683.［EL4b］

21) Chung F, et al. Society of Anesthesia and Sleep Medicine Guidelines on Preoperative Screening and Assessment of Adult Patients with Obstructive Sleep Apnea. Anesth Analg 2016; **123**: 452-473.［EL6］

22) Abdelsattar ZM, et al. The impact of untreated obstructive sleep apnea on cardiopulmonary complications in general and vascular surgery: a cohort study. Sleep 2015; **38**: 1205-1210.［EL4b］

23) Coronavirus FAQs: CPAP tips for sleep apnea patients. American Academy of Sleep Medicine. 2020. https://aasm.org/coronavirus-covid-19-faqs-cpap-sleep-apnea-patients/［EL6］

24) 西島嗣生他. 高度肥満症に合併する閉塞性睡眠時無呼吸症候群（術前評価と管理）, メタボリックサージェリー　クリニカルアップデート66-71, メディカ出版, 2020.［EL6］

25) James E, et al. Psychopathology before surgery in the Longitudinal Assessment of Bariatric Surgery-3（LABS-3）Psychosocial Study. Surg Obes Relat Dis 2012; **8**: 533-541.［EL4b］

26) Sogg S, et al. Recommendations for the presurgical psychosocial evaluation of bariatric surgery patients. Surg Obes Relat Dis 2016; **12**: 731-749.［EL6］

27) Fried M, et al. Interdisciplinary European Guidelines on Metabolic and Bariatric Surgery. Obes Facts 2013; **6**: 449-468.［EL6］

28) Luca MD, et al. Indications for Surgery for Obesity and Weight-Related Diseases: Position Statements from the International Federation for the Surgery of Obesity and Metabolic Disorders（IFSO）. Obes Surg 2016; **26**: 1659-1696.［EL6］

29) Brodsky JB, et al. Morbid obesity and tracheal intubation. Anesth Analg 2002; **94**: 732-736.［EL5］

30) Langeron O, et al. Prediction of difficult mask ventilation. Anesthesiology 2000; **92**: 1229-1236.［EL5］

31) Kheterpal S, et al. Incidence and predictors of difficult and impossible mask ventilation. Anesthesiology 2006; **105**: 885-891.［EL5］

32) DeMaria EJ, et al. Validation of the obesity surgery mortality risk score in a multicenter study proves it stratifies mortality risk in patients undergoing gastric bypass for morbid obesity. Ann Surg 2007; **246**: 578-582.［EL3］

33) Ogunnaike BO, et al. Anesthetic considerations for bariatric surgery. Anesth Analg 2002; **95**: 1793-1805.［EL6］

34) Schumann R. Anaesthesia for bariatric surgery. Best Pract Res Clin Anaesthesiol 2011; **25**: 83-93.［EL6］

35) Owers CE, et al. Perioperative optimization of patients undergoing bariatric surgery. J Obes 2012; **2012**: 781546.［EL6］

36) Buchwald H, et al. Trends in mortality in bariatric surgery: a systematic review and meta-analysis. Surgery 2007; **142**: 621-632.［EL1］

37) Greenstein AJ, et al. Prevalence of adverse intraoperative events during obesity surgery and their sequelae. J Am Coll Surg 2012; **215**: 271-277.［EL3］

38) Stenberg E, et al. Early complications after laparoscopic gastric bypass surgery: results from the Scandinavian Obesity Surgery Registry. Ann Surg 2014; **260**: 1040-1047.［EL5］

39) Nelson DW, et al. Analysis of obesity-related outcomes and bariatric failure rates with the duodenal switch vs gastric bypass for morbid obesity. Arch Surg 2012; **147**: 847-854.［EL3］

40) Hutter MM, et al. First report from the American College of Surgeons Bariatric Surgery Center Network:

laparoscopic sleeve gastrectomy has morbidity and effectiveness positioned between the band and the bypass. Ann Surg 2011; **254**: 410-420.［EL3］

41）Nguyen NT, et al. Laparoscopic versus open gastric bypass: a randomized study of outcomes, quality of life, and costs. Ann Surg 2001; **234**: 279-289.［EL2］

42）Arterburn D, et al. Predictors of long-term mortality after bariatric surgery performed in Veterans Affairs medical centers. Arch Surg 2009; **144**: 914-920.［EL5］

43）Melinek J, et al. Autopsy findings following gastric bypass surgery for morbid obesity. Arch Pathol Lab Med 2002; **126**: 1091-1095.［EL5］

44）Schauer P, et al. The learning curve for laparoscopic Roux-en-Y gastric bypass is 100 cases. Surg Endosc 2003; **17**: 212-215.［EL5］

45）Wittgrove AC, et al. Laparoscopic gastric bypass, Roux-en-Y- 500 patients: technique and results, with 3-60 month follow-up. Obes Surg 2000; **10**: 233-239.［EL5］

46）Schauer PR, et al. Outcomes after laparoscopic Roux-en-Y gastric bypass for morbid obesity. Ann Surg 2000; **232**: 515-529.［EL5］

47）Westling A, et al. Laparoscopic vs open Roux-en-Y gastric bypass: a prospective, randomized trial. Obes Surg 2001; **11**: 284-292.［EL2］

48）Nguyen NT, et al. A comparison study of laparoscopic versus open gastric bypass for morbid obesity. J Am Coll Surg 2000; **191**: 149-155.［EL3］

49）Higa KD, et al. Complications of the laparoscopic Roux-en-Y gastric bypass: 1,040 patients—what have we learned? Obes Surg 2000; **10**: 509-513.［EL5］

50）Papasavas PK, et al. Outcome analysis of laparoscopic Roux-en-Y gastric bypass for morbid obesity. The first 116 cases. Surg Endosc 2002; **16**: 1653-1657.［EL5］

51）Luján JA, et al. Laparoscopic gastric bypass in the treatment of morbid obesity. Preliminary results of a new technique. Surg Endosc 2002; **16**: 1658-1662.［EL5］

52）Mehran A, et al. Management of acute bleeding after laparoscopic Roux-en-Y gastric bypass. Obes Surg 2003; **13**: 842-847.［EL5］

53）Nguyen NT, et al. Early gastrointestinal hemorrhage after laparoscopic gastric bypass. Obes Surg 2003; **13**: 62-65.［EL6］

54）Lancaster RT, et al. Bands and bypasses: 30-day morbidity and mortality of bariatric surgical procedures as assessed by prospective, multi-center, risk-adjusted ACS-NSQIP data. Surg Endosc 2008; **22**: 2554-2563.［EL3］

55）Carlin AM, et al. The comparative effectiveness of sleeve gastrectomy, gastric bypass, and adjustable gastric banding procedures for the treatment of morbid obesity. Ann Surg 2013; **257**: 791-797.［EL3］

56）Aurora AR, et al. Sleeve gastrectomy and the risk of leak: a systematic analysis of 4,888 patients. Surg Endosc 2012; **26**: 1509-1515.［EL1］

57）Dick A, et al. Gastrointestinal bleeding after gastric bypass surgery: nuisance or catastrophe? Surg Obes Relat Dis 2010; **6**: 643-647.［EL3］

58）Haruta H, et al. Long-Term Outcomes of Bariatric and Metabolic Surgery in Japan: Results of a Multi-Institutional Survey. Obes Surg 2017; **27**: 754-762.［EL5］

59）Chapman A, et al. Systematic review of laparoscopic adjustable gastric banding in the treatment of obesity: Update & Re-appraisal, Australian Safety & Efficacy Register of New Interventional Procedures-Surgical, 2002. ［EL1］

60）Buchwald H, et al. Bariatric surgery: a systematic review and meta-analysis. JAMA 2004; **292**: 1724-1737.［EL1］

61）Stephens DJ, et al. Short-term outcomes for super-super obese（BMI＞or＝60 kg/m$^2$）patients undergoing weight loss surgery at a high-volume bariatric surgery center: laparoscopic adjustable gastric banding, laparoscopic gastric bypass, and open tubular gastric bypass. Surg Obes Relat Dis 2008; **4**: 408-415.［EL3］

62）Jones KB Jr, et al. Open versus laparoscopic Roux-en-Y gastric bypass: a comparative study of over 25,000 open cases and the major laparoscopic bariatric reported series. Obes Surg 2006; **16**: 721-727.［EL3］

63）Longitudinal Assessment of Bariatric Surgery（LABS）Consortium; Flum DR, et al. Perioperative safety in the longitudinal assessment of bariatric surgery. N Engl J Med 2009; **361**: 445-454.［EL4a］

64）Tiwari MM, et al. Differences in outcomes of laparoscopic gastric bypass. Surg Obes Relat Dis 2011; **7**: 277-282.［EL3］

65）Higgins RM, et al. Preoperative immobility significantly impacts the risk of postoperative complications in bariatric surgery patients. Surg Obes Relat Dis 2018; **14**: 842-848.［EL4a］

66）睡眠時無呼吸症候群（SAS）の診療ガイドライン作成委員会編集 . 睡眠時無呼吸症候群（SAS）の診療ガイ

ドライン2020. 南江堂，2020. ［EL6］

67) Thorell A, et al. Guidelines for Perioperative Care in Bariatric Surgery: Enhanced Recovery After Surgery (ERAS) Society Recommendations. World J Surg 2016; 40: 2065-2083. ［EL6］

68) 吉川絵梨他．日本人重症肥満症例に対する外科治療—術後1年間の食事摂取量，栄養指標並びにQOLの変化を中心に．肥満研究 2010; 16: 51-57. ［EL4b］

69) 吉川絵梨他．高度肥満症に対する外科治療（腹腔鏡下ルーワイ胃バイパス術）術後の栄養指標，食事量の変化．日臨栄会誌 2012; 34: 165-171. ［EL4b］

70) 齋木厚人他．フォーミュラ食の1食置き換えによる肥満外科治療後の栄養学的フォローアップ（12ヵ月間の検討）．日臨栄会誌 2014; 36: 1798-1805. ［EL4b］

71) 吉川絵梨他．減量手術後の食事満足度と食品許容度の評価．日病態栄会誌 2016; 19: 415-422. ［EL4b］

72) 吉川絵梨他．日本人に対する減量手術後の食事満足度と食品許容量の検討．日臨栄会誌 2015; 36: 10-15. ［EL4b］

73) 吉川絵梨他．日本人高度肥満症患者に対する減量手術後の食事摂取状況，及び術式間の比較．日病態栄会誌 2014; 16: 391-396. ［EL4b］

74) 本郷涼子他．2型糖尿病合併高度肥満症に対する腹腔鏡下スリーブ状胃切除手術前後の栄養素摂取量および食嗜好の変化．糖尿病 2019; 62: 143-154. ［EL4b］

75) 日本肥満症治療学会治療ガイドライン委員会編著，肥満症の総合的治療ガイド，コンパス出版社2013. ［EL6］

76) Linda A, et al. ASMBS Allied Health Nutritional Guidelines for the Surgical Weight Loss patient. Surg Obes Relat Dis 2008; 4: 73-108. ［EL6］

77) Andreu A, et al. Protein intake, body composition, and protein status following bariatric surgery. Obes Surg 2010; 20: 1509-1515. ［EL4b］

78) 吉川絵梨他．術後栄養管理とフォローアップ，メタボリックサージェリークリニカルアップデート135-140，メディカ出版，2020. ［EL6］

79) Caron M, et al. Long-term nutritional impact of sleeve gastrectomy. Surg Obes Relat Dis 2017; 13: 1664-1675. ［EL4b］

80) Saiki A, et al. Background Characteristics and Postoperative Outcomes of Insufficient Weight Loss After Laparoscopic Sleeve Gastrectomy in Japanese Patients. Ann Gastroenterol Surg 2019; 26: 638-647. ［EL4b］

81) 伊藤貞嘉，佐々木敏監修．日本人食事摂取基準2020年版，第一出版，2020. ［EL6］

82) Saiki A, et al. Impact of mental health background and nutrition intake on medium-term weight loss in Japanese patients undergoing laparoscopic sleeve gastrectomy. Obes Facts 2020; 13: 371-383. ［EL4a］

83) 吉川絵梨他．減量手術後の食習慣が減量効果に与える影響についての検討．日臨栄会誌 2019; 41: 128-134. ［EL4b］

84) Wee CC, et al. High-risk alcohol use after weight loss surgery. Surg Obes Relat Dis 2014; 10: 508-513. ［EL4a］

85) Hood MM, et al. Managing severe obesity: understanding and improving treatment adherence in bariatric surgery. J Behav Med 2016; 39: 1092-103. ［EL6］

86) Kushner R, et al. The American Board of Obesity Medicine: five year report. Obesity 2017; 25: 982-983. ［EL5］

87) Dawes AJ, et al. Mental health conditions among patients seeking and undergoing bariatric surgery: a meta-analysis. JAMA 2016; 315: 150-163. ［EL1］

88) Creel DB, et al. A randomized trial comparing two interventions to increase physical activity among patients under- going bariatric surgery. Obesity (Silver Spring) 2016; 24: 1660-1668. ［EL2］

89) Courcoulas AP, et al. Weight change and health outcomes at 3 years after bariatric surgery among individuals with severe obesity. JAMA 2013; 310: 2416-2425. ［EL4a］

90) Ribaric. G, et al. Diabetes and weight comparative studies of bariatric surgery vs conventional medical therapy: A systematic review and meta-analysis. Obes Surg 2014; 24: 437-455. ［EL1］

91) Naitoh T, et al. Efficacy of sleeve gastrectomy with duodenal-jejunal bypass for the treatment of obese severe diabetes patients in Japan: A retrospective multicenter study. Obes Surg 2018; 28: 497-505. ［EL4b］

92) Umemura A, et al. Prognostic factors and a new preliminary scoring system for remission of type 2 diabetes mellitus after laparoscopic sleeve gastrectomy. Surgery Today 2020; 50: 1056-1064. ［EL5］

93) Schauer PR, et al. Bariatric surgery versus intensive medical therapy for diabetes – 5-year outcomes. N Engl J Med 2017; 376: 641-651. ［EL2］

94) Mulla CM, et al. Management of diabetes in patients undergoing bariatric surgery. Curr Diab Rep 2019; 19: 112. ［EL5］

95) Aberle J, et al. Metformin after bariatric surgery – an acid problem. Exp Clin Endocrinol Diabetes 2012; 120: 152-153. ［EL6］

96）Kashyap SR, et al. Double-blinded, randomized, and controlled study on the effects of canagliflozin after bariatric surgery: a pilot study. Obes Sci Pract 2020; **6**: 255-263.［EL2］

97）Andalib A, et al. Diabetic ketoacidosis following bariatric surgery in patients with type2 diabetes. Diabetes Care 2016; **39**: e121-122.［EL5］

98）Capristo E, et al. Incidence of hypoglycemia after gastric bypass vs sleeve gastrectomy: a randomized trial. J Clin Endocrinol Metab 2018; **103**: 2136-2146.［EL4b］

99）Sawada S, et al. Continuous glucose monitoring in patients with remission of type 2 diabetes after laparoscopic sleeve gastrectomy without or with duodenojejunal bypass. Clin Obes 2020; e12409.［EL4b］

100）Murphy R, et al. Progression of diabetic retinopathy after bariatric surgery. Diabet Med. 2015; **32**: 1212-1220. ［EL5］

101）Choi HK, et al. Bariatric surgery as urate-lowering therapy in severe obesity. Ann Rheum Dis 2014; **73**: 791-793.［EL4a］

102）Gadiraju S, et al. Levothyroxine dosing following bariatric surgery. Obes Surg 2016; **26**: 2538-2542.［EL4a］

103）Pellitero S, et al. Evaluation of vitamin and trace element requirements after sleeve gastrectomy at long term. Obes Surg 2017; **27**: 1674-1682.［EL1］

104）Kwon Y, et al. Anemia, iron and vitamin B12 deficiencies after sleeve gastrectomy compared to Roux-en-Y gastric bypass: a meta-analysis. Surg Obes Relat Dis 2014; **10**: 589-597.［EL1］

105）Cummings DE, et al. Metabolic surgery for the treatment of type 2 diabetes in obese individuals. Diabetologia. 2018; **61**: 257-264.［EL6］

106）Sarkhosh K, et al. The impact of bariatric surgery on obstructive sleep apnea: a systematic review. Obes Surg. 2013; **23**: 414-423.［EL1］

107）Dixon JB, et al. Surgical vs conventional therapy for weight loss treatment of obstructive sleep apnea: a randomized controlled trial. JAMA 2012; **308**: 1142-1149.［EL2］

108）Seki Y, et al. Prevalence of nonalcoholic steatohepatitis in Japanese patients with morbid obesity undergoing bariatric surgery. J Gastroenterol 2016; **51**: 281-289.［EL4a］

109）Nikai H, et al. Effects of Laparoscopic Sleeve Gastrectomy on Non-Alcoholic Steatohepatitis and Liver Fibrosis in Japanese Patients with Severe Obesity. Obes Surg 2020; **30**: 2579-2587.［EL4a］

110）Coupaye M, et al. Comparison of the incidence of cholelithiasis after sleeve gastrectomy and Roux-en-Y gastric bypass in obese patients: a prospective study. Surg Obes Relat Dis 2015; **11**: 779-784.［EL4a］

111）Mihmanli M, et al. Effects of laparoscopic sleeve gastrectomy on parathyroid hormone, vitamin D, calcium, phosphorus, and albumin levels. Obes Surg 2017; **27**: 3149-3155.［EL4a］

112）Hewitt S, et al. Relationships between vitamin D status and PTH over 5 years after Roux-en-Y gastric bypass: a longitudinal cohort study. Obes Surg 2020; **30**: 3426-3434.［EL4a］

113）Bariatric Support Centers International: BSCI Certified Support Group Leader Guidebook. 2012.［EL6］

114）林 果林．外科治療コーナー 肥満減量手術前後の注意点 メンタル専門職の立場から．肥満症治療学展望 2019; **7**: 20-21.［EL6］

115）Conason A, et al. Substance use following bariatric weight loss surgery. JAMA Surg 2013; **148**: 145-150.［EL4b］

116）Bhatti JA, et al. Self-harm emergencies after bariatric surgery: a population-based cohort study. JAMA Surg 2016; **151**: 226-232.［EL4a］

117）Peterhansel C, et al. Risk of completed suicide after bariatric surgery: a systematic review. Obes Rev 2013; **14**: 369-382.［EL1］

118）Castaneda D, et al. Risk of Suicide and Self-harm Is Increased After Bariatric Surgery-a Systematic Review and Meta-analysis. Obesity Surgery 2019; **29**: 322-333.［EL1］

119）Jakobsen GS, et al. Association of bariatric surgery vs medical obesity treatment with long-term medical complications and obesity-related comorbidities. JAMA 2018; **319**: 291-301.［EL4a］

120）Pizato N, et al. Effect of Grazing behavior on weight regain post-bariatric surgery: a systematic review. Nutrients 2017; **9**: 1322.［EL1］

121）Szmulewicz A, et al. Mental health quality of life after bariatric surgery: A systematic review and meta-analysis of randomized clinical trials. Clinical Obesity 2019; **9**: e12290.［EL1］

122）Tindle HA, et.al. Risk of suicide after long-term follow-up from bariatric surgery. Am J Med 2010; **123**: 1036-1042.［EL3］

123）Bellicha A, et al. Effective of exercise training after bariatric surgery – a systematic literature review and meta-analysis. Obes Rev 2018; **19**: 1544-1556.［EL1］

124）Daniels P, et al. Effect of a randomised 12-week resistance training program on muscular strength, cross- sectional area and muscle quality in women having undergone Roux-en-Y gastric bypass. J Sports Sci 2018; **36**: 529-535.［EL2］

125）Baillot A, et al. Effects of a pre-surgery supervised exercise training 1 year after bariatric surgery: a randomized controlled study. Obes Surg 2018; **28**: 955-962.［EL2］

126）日本肥満学会編．肥満症治療ガイドライン2016．ライフサイエンス出版 2016.［EL6］

127）Tabesh MR, et al. Nutrition, physical activity, and prescription of supplements in pre- and post-bariatric surgery patients: a practical guideline. Obes Surg 2019; **29**: 3385-3400.［EL6］